Dr. med. Sigrid Steeb

Vitalfasten

Gesund entschlacken
nach dem Säure-Basen-Prinzip

Danksagung

Großen Dank an meine Familie,
die unermüdlich Probe gegessen
und nie die Geduld verloren hat!

Dr. med. Sigrid Steeb

Vitalfasten

Gesund entschlacken
nach dem Säure-Basen-Prinzip

schlütersche

Bibliografische Information der Deutschen Nationalbibliothek

Die Deutsche Nationalbibliothek verzeichnet diese Publikation in der Deutschen Nationalbibliografie; detaillierte bibliografische Daten sind im Internet über http://dnb.ddb.de abrufbar.

ISBN 978-3-89993-564-6

Anschrift der Autorin:
Dr. med. Sigrid Steeb
Kalte Welle 12
32609 Hüllhorst

Fotos:
Corbis: Titelbild rechts
MEV: 29, 38, 59, 60, 70, 78, 88
Ingo Wandmacher: 5 (oben), hintere Umschlagklappe (innen), 31, 33, 35, 36, 37, 39, 41, 43, 47, 51, 53, 55, 61, 63, 67, 71, 73, 75, 77, 79, 81, 85, 87, 89, 91, 93, 97, 98, 99, 101, 105, 107, 109, 111, 113,
fotolia.com: amlet 56; Balin 72; bilderbox 19; Sandra Brunsch 74; claireliz 44 (unten); Lucky Dragon 49; Ella 114; emmi vordere Umschlagklappe (innen); D. Fabri 48; fooddesign 58; Liv Friis-larsen 92; Irochka Titelfoto links, 44 (oben); Domenico Gelermo 82/83; Eric Gevaert 100; Daniel Gilbey 27, 30; Nikola Hristovski 11; Tomo Jesenicnik 54; predrag kolakovic 24; Mikhail Lukyanov 9; marcodimpe 15; niceshot 25; Maria Brzostowska 115; Monkey Business 20; Uros Petrovic 64; Massimiliano Pieraccini 96; Franz Pfluegl 13; Anette Linnea Rasmussen 102; Ray 62; Rikke 80; rimglow 84; Sabine 23; Roswitha Schacht 5 (unten), 22, 103; Torsten Schon 90; Anna Sedneva 42; Olga Shelego 110; juri semjonow 65; Alvin Teo 52; Tinka 83 (rechts); Tomboy 66, 68/69; unpict 40; wildman 95; wokraml 106; zaharch 57; zimmytws 32

Abkürzungen:

EL	=	Esslöffel (10 ml; 1 EL Öl = 10 g Fett)
TL	=	Teelöffel (1 TL = 5 ml)
TK	=	Tiefkühl (1 Päckchen TK-Kräuter = 25 g)

Gestaltung: Schlütersche Verlagsgesellschaft mbH & Co. KG
Satz: Die Feder GmbH, Wetzlar
Druck und Bindung: Offizin Andersen Nexö Leipzig GmbH

Inhalt

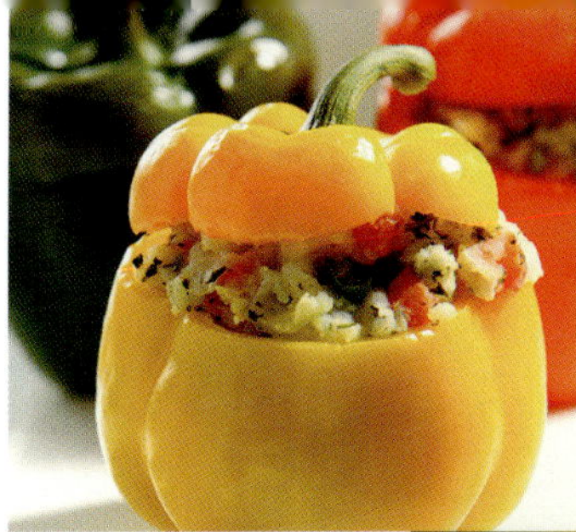

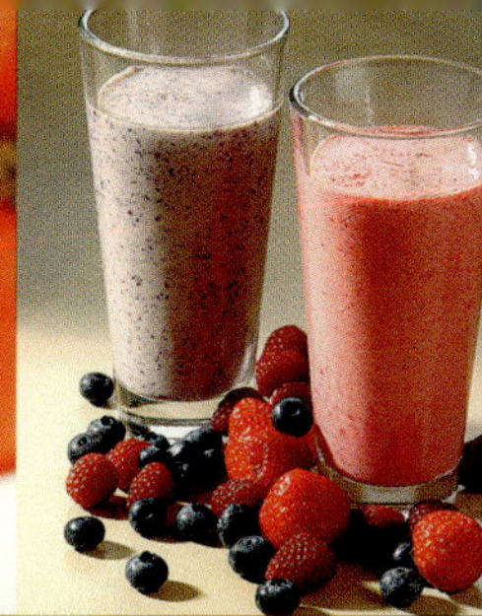

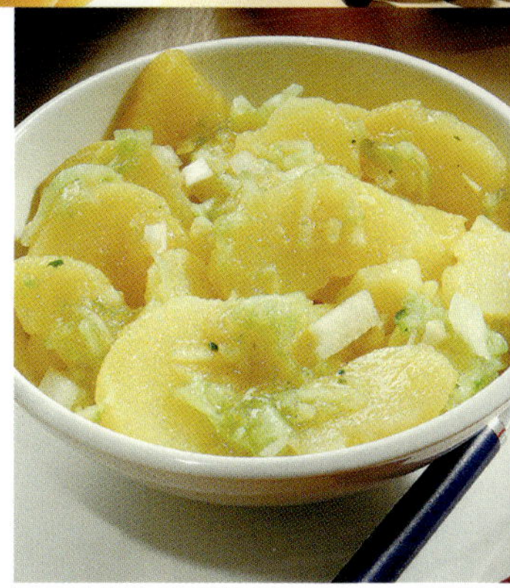

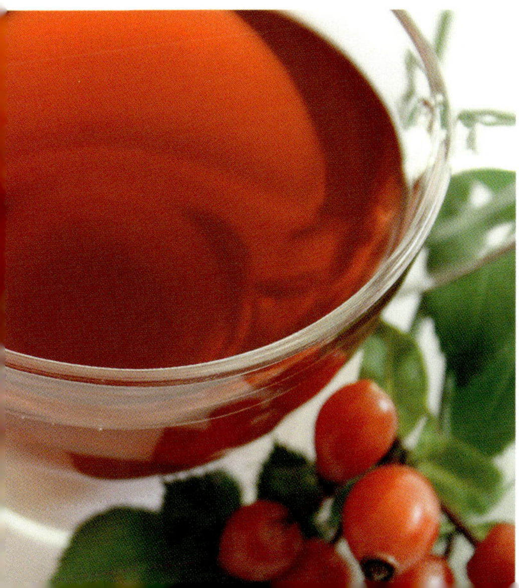

Vorwort

Liebe Leserin, lieber Leser,

wollen Sie sich wieder einmal richtig fit und vital fühlen? Leiden Sie unter Erschöpfungszuständen, Heißhunger oder allerlei Zipperlein? Vielleicht haben Sie es auch schon einmal mit Heilfasten versucht, aber feststellen müssen, dass diese Fastenmethode Ihnen nicht viel weiterhilft? Dann könnte Vitalfasten genau das Richtige für Sie sein!

Vitalfasten ist angelehnt an die Säure-Basen-Theorie, die mich persönlich fasziniert, weil sie sich logisch anhört, ein idealer Wegbereiter für eine gesunde Ernährung sein kann und sich zudem noch ideal mit einer vegetarischen Lebensweise in Einklang bringen lässt.

Naturwissenschaftliche Erkenntnisse basieren auf Studien, denen Interesse, Neugier, Erfahrung, Zufall und manchmal auch nur rein theoretische Gedankenmodelle vorausgehen.

Albert Einstein, Inbegriff des Forschers und Denkers, entwickelte seine Relativitätstheorie als reines Gedankenmodell – unglaublich, aber wahr! Bewiesen wurde seine Theorie erst Jahre später. Nun weiß ich nicht, was Einstein zur Säure-Basen-Theorie gesagt hätte (zumindest war er offensichtlich einer vegetarischen Ernährung nicht ganz abgeneigt), aber vielleicht hätte er ihr mehr Gedanken zukommen lassen als die heutige Schulmedizin, die für dieses interessante Thema leider bislang wenig Interesse zeigt (abgesehen von vereinzelten Veröffentlichungen insbesondere zur Osteoporosegefahr bei eiweißreicher Ernährung).

Gedanken und Beweise hin oder her, lesen Sie einfach weiter, frei nach dem zeitlosen Grundsatz „Wer heilt, hat recht“.

„Reich wird man erst durch Dinge, die man nicht begehrt."

Mahatma Gandhi, Pazifist und Menschenrechtler (1869–1948)

Februar 2009

Dr. med. Sigrid Steeb

Grundlagen des Vitalfastens

Was ist Vitalfasten?

Vielleicht kennen Sie bereits das Heilfasten, bei dem nur Wasser, Tee und Gemüsebrühe getrunken, jedoch nichts gegessen wird? Viele kommen mit dieser Art des Fastens gut zurecht. Anderen bekommt das Heilfasten nicht so gut, da es für den Körper einen großen Stoffwechselstress bedeutet und neben harmloseren Beschwerden im Rahmen einer sogenannten „Fastenkrise" auch durchaus größere Unannehmlichkeiten wie Erbrechen, Gallensteine, Nierensteine oder Gicht mit sich bringen kann.

Vitalfasten (auch bekannt als „Basenfasten") ist ein sogenanntes „Teilfasten", denn im Gegensatz zum Heilfasten sind hierbei auch feste Nahrungsmittel, nämlich Obst und Gemüse, erlaubt. Zu Beginn und Ende des Vitalfastens sind keine Entlastungs- beziehungsweise Aufbautage erforderlich. Auch das provozierte Abführen kann entfallen, da die im Obst und Gemüse enthaltenen Ballaststoffe die Darmwände sauber putzen und bürsten.

Fastenkrisen sind selten und kurz. Berichtet wurde mir in meinen Vitalfastenkursen von leichter Muskelschwäche beziehungsweise muskelkaterartigen Beschwerden beim Treppensteigen, in Einzelfällen von vorübergehenden Kopf- oder Gliederschmerzen (für diesen Fall sollten Sie ein Schmerzmedikament im Haus haben) und von unangenehmem Mundgeschmack.

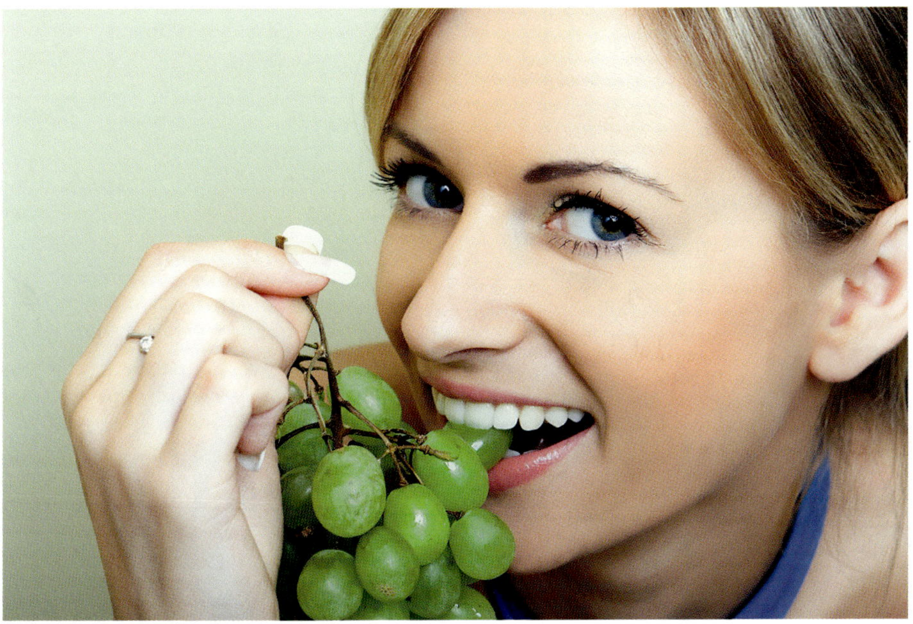

Vitalfasten nach der Säure-Basen-Theorie

Dem Vitalfasten liegt die Übersäuerungshypothese (Hypothese = Behauptung, Gedankenmodell) zugrunde, die säurebildende und basenbildende Lebensmittel unterscheidet. Ob aus einem Lebensmittel im Körper eher Säuren oder Basen entstehen, hat nichts mit dessen Geschmack zu tun. So sind Zitronen zum Beispiel im Endeffekt basische Nahrungsmittel. Generell gehören Fleisch, Käse und Getreide aufgrund ihres Eiweißgehaltes zu den Säurebildnern, Gemüse und Obst dank bestimmter Mineralstoffe zu den Basenbildnern.

Wichtig zu wissen!

Unser Körper produziert nicht eigenständig Basen, sie müssen dem Körper zugefügt werden.

Säuren produziert unser Körper selbst, denn sie sind ein Reaktionsprodukt der Verbrennungsvorgänge im Stoffwechsel. Außerdem entstehen Säuren bei einem gesteigerten Stoffwechsel, das heißt, also auch bei erhöhter Energiebereitstellung durch den Körper – zum Beispiel in Stresssituationen oder beim Sport.

Unser Körper hat also stets große Säuremengen und relativ kleine Basenmengen zur Verfügung. Sicher haben auch Sie schon einmal von „Übersäuerung" und „Schlacken" gelesen oder gehört. Überschüssige Säuren sollen dem Körper, zum Beispiel dem Knochen, wichtige Mineralien entziehen können und dann als Salze (den Schlacken entsprechend) im Bindegewebe gelagert werden, worin wiederum viele Beschwerden und Krankheiten ihre Ursache haben sollen. Ein wissenschaftlicher Beweis fehlt hierzu bislang, da die Zusammenhänge sehr schwierig zu untersuchen sind.

Viele Menschen schwören jedoch auf die positiven Effekte einer basenreichen Ernährung. Mittlerweile finden sich auch einzelne Wissenschaftler, die dafür plädieren, sich überwiegend mit basenbildenden Lebensmitteln zu versorgen.

Ursachen von Übersäuerung

In unserer Wohlstandsgesellschaft verzehren wir zu viel Eiweiß, oft sogar bis zum Doppelten der empfohlenen Tagesmenge. Umso interessanter ist, dass Muttermilch nur 1,2 Prozent Eiweiß enthält – genug für einen Säugling, um sich kräftig zu entwickeln!

Hauptursache für eine sogenannte „Übersäuerung", besser gesagt „latente Azidose" (einer verminderten Pufferkapazität entsprechend), ist genau diese übermäßige Zufuhr von Eiweiß, insbesondere in Form von Fleisch und Käse. Eiweiß wird zu Säuren verstoffwechselt, wozu auch sein Schwefelgehalt beiträgt. Neben Schwefel in Eiweißen spielen jedoch auch andere Mineralien bei der Übersäuerung eine Rolle, zum Beispiel Silizium, Chlor und Phosphor. Noch andere Mineralien dagegen – wie Kalium, Kalzium, Magnesium, Natrium und Eisen – wirken der Übersäuerung entgegen, besonders wenn man sie in Form eiweißarmer Lebensmittel zu sich nimmt.

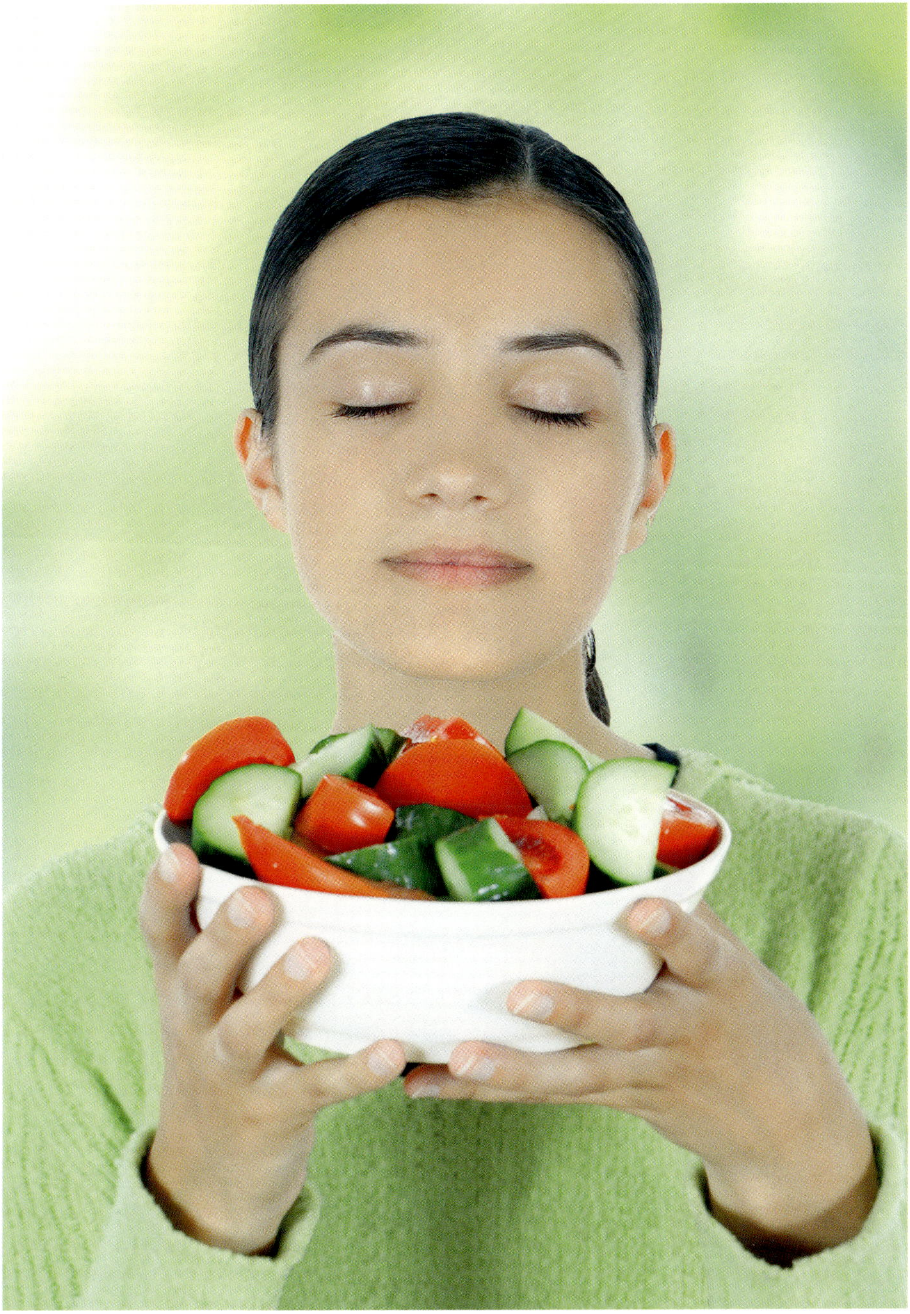

Neben Eiweißen und Mineralien spielen bei der Entstehung einer latenten Azidose des Weiteren Hungern (und damit auch Heilfasten), Bewegungsmangel, übertriebene sportliche Aktivität, Stress und Alkohol eine Rolle.

Wichtig zu wissen!

Als mögliche Folgen einer chronisch-latenten Azidose (Übersäuerung) werden häufig genannt:

- Mangelnde Vitalität (Spannkraft des Körpers)
- Mangelnde Elastizität (Spannkraft der Haut)
- Cellulitis
- Müdigkeit
- Erschöpfung
- Reizbarkeit
- Schlafstörungen
- Verspannungen
- Rücken- und Gliederschmerzen
- Osteoporose
- Gicht
- Rheuma
- Störungen des Immunsystems

Lassen Sie Ihre Beschwerden auf jeden Fall durch einen Arzt abklären. Nur er kann eine ernste Erkrankung als Ursache Ihrer Beschwerden ausschließen.

Wer soll und darf vitalfasten?

Ganz unabhängig von der Anerkennung durch die Schulmedizin sollte jeder einmal die Erfahrung mit ausschließlich basenbildender Kost für die Dauer von einer Woche für sich machen, zumal die verzehrten Lebensmittel gesund und lecker sind und eine basenreiche Ernährung kaum Stress für den Körper bedeutet.

Auch chronisch kranke Menschen, insbesondere Altersdiabetiker und Rheumatiker, können vom Vitalfasten profitieren, sollten vorher jedoch den behandelnden Arzt dazu befragen und auch während des Vitalfastens mit ihm in Kontakt bleiben.

Nicht geeignet ist Vitalfasten für Menschen, die schon einmal bestimmte Nierensteine, nämlich die seltenen Magnesium-Ammonium-Phosphat- oder Kalzium-Phosphat-Steine hatten, da diese sich gerne bei einem Urin-pH-Wert – das ist der Wert, der die Stärke der sauren beziehungsweise basischen Wirkung im Urin angibt – über 7,0 bilden.

Die Bildung der häufigeren Harnsäure- und Oxalat-Nierensteine wird durch Vitalfasten dagegen nicht gefördert, da diese Steine sich überwiegend bei einem Urin-pH-Wert unter 5,5 bilden. Grundsätzlich gilt, dass in einem verdünnten Urin nur selten Nierensteine entstehen. Das ist mit ein Grund, warum beim Vitalfasten täglich mindestens zwei Liter Wasser getrunken werden sollten.

Schwangere, Stillende, Kinder, Untergewichtige und Menschen in einer akuten beziehungsweise zehrenden Krankheitsphase dürfen nicht fasten, aber selbstverständlich sollen auch sie viel Obst und Gemüse essen.

Was bringt mir das Vitalfasten?

Nun, zunächst einmal können Sie die interessante Erfahrung machen, dass Sie alleine von Obst und Gemüse satt werden, keinen Hunger leiden und sich dabei fit und leistungsfähig fühlen.

Vitalfasten für das allgemeine Wohlbefinden

Heißhungerattacken gehören umgehend der Vergangenheit an. Abgeschlagenheit und Müdigkeit nach dem Essen gibt es nicht mehr. Die Haut wird straffer, der Geist wacher.

Viele Menschen mit Rheuma oder Arthrose machen die Erfahrung, dass Vitalfasten ihre Schmerzen lindert. Viele Diabetiker stellen niedrigere Blutzuckerwerte fest.

Voraussetzung für all diese Effekte ist jedoch, dass Sie täglich mindestens zwei Liter Wasser trinken.

Wichtig zu wissen!

Positive Folgen des Vitalfastens:

- Straffere Haut
- Wacher Geist
- Ausbleiben von Heißhungerattacken
- Keine Abgeschlagenheit und Müdigkeit nach dem Essen
- Linderung der Schmerzen bei Rheuma und Arthrose
- Senkung der Blutzuckerwerte

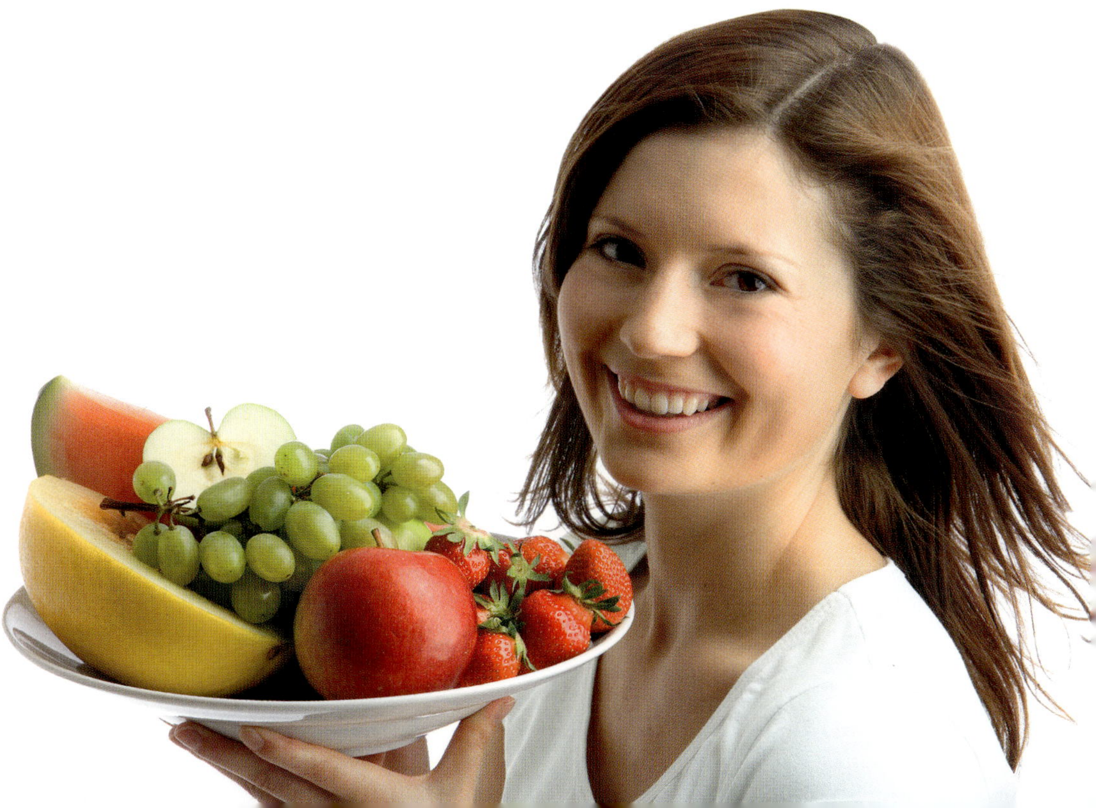

Vitalfasten bei Gelenkschmerzen

An dieser Stelle lernen wir die Arachidonsäure kennen, die zu den Omega-6-Fettsäuren gehört. Aus Arachidonsäure werden Entzündungsstoffe (Eicosanoide) gebildet, die bekanntermaßen Gelenkschmerzen sowohl bei Rheuma als auch bei Arthrose unterhalten und verstärken. Arachidonsäure kommt nur in tierischen, nicht aber in pflanzlichen Produkten vor. Fleischesser nehmen im Mittel täglich etwa 300 bis 400 mg Arachidonsäure zu sich, Vegetarier dagegen oft nur etwa 50 mg. Wird die Zufuhr von Arachidonsäure stark gesenkt – mit einer vegetarischen Kost oder idealerweise mit Vitalfasten – so kann eine deutliche Schmerzlinderung eintreten.

Übrigens nutzen auch bestimmte Medikamente (nicht-steroidale Antirheumatika) das Wissen um die Wirkung der Arachidonsäure – sie unterbinden die Bildung von Entzündungsstoffen aus Arachidonsäure und wirken auf diese Weise schmerzhemmend.

Wirkmechanismus von zu viel Arachidonsäure in Lebensmitteln

Arachidonsäure

↓

Eicosanoide

↓

Entzündung

↓

Schmerz

Mittlerer Arachidonsäuregehalt einiger Lebensmittel

Lebensmittel	**mg/100 g**
Schweineschmalz	1700
Schweineleber	870
Leberwurst	230
Schweinefleisch, Fleischwurst	120
Butter	80
Eier	70 mg/Stück
Hühner-, Kalb-, Rindfleisch	60
Käse 45 % Fett i. Tr., Sahne 30 % Fett	30
Käse 30 % Fett i. Tr.	15
Milch 3,5 % Fett	4
Milch 1,5 % Fett	2
Magerquark	0
Hülsenfrüchte, Gemüse, Getreide, Kartoffeln, Nüsse, Obst, Pflanzenfette	0

Fazit: Lebensmittel tierischer Herkunft verstärken Gelenkschmerzen! Vermeiden Sie eine Zeitlang den Verzehr von Lebensmitteln, die reich an Arachidonsäure sind, hierzu ist eine Woche Vitalfasten besonders gut geeignet. Sollten Ihre Schmerzen während dieser Zeit spürbar nachlassen, dann bevorzugen Sie in Zukunft eine fleischarme oder fleischfreie Ernährungsweise, und verzehren Sie bevorzugt fettarme Milchprodukte, diese jedoch auch nur in Maßen.

Sie können der Arachidonsäure sogar noch weitere Schnippchen schlagen: Bauen Sie vermehrt Omega-3-Fettsäuren in Ihren Speiseplan ein, denn diese sind

Gegenspieler der Arachidonsäure und gelten auch sonst als supergesund! Besonders viele Omega-3-Fettsäuren liefern fette Fische – wie Hering, Makrele, Lachs und Thunfisch (Thunfisch enthält zwar recht viel Arachidonsäure, die jedoch aufgrund reichlich vorhandener Omega-3-Fettsäuren nicht zum Zuge kommen sollte) – und auch einige pflanzliche Öle, zum Beispiel Lein-, Raps- und Walnussöl.

Führen Sie parallel zu Ihrer Ernährungsumstellung eine Leinölkur durch: Dazu nehmen Sie drei Wochen lang jeden Tag einen Teelöffel Leinöl zu sich. Sollte Ihr Leinöl von herbem Geschmack sein, so rühren Sie es in ein Glas Orangensaft oder Multivitaminsaft.

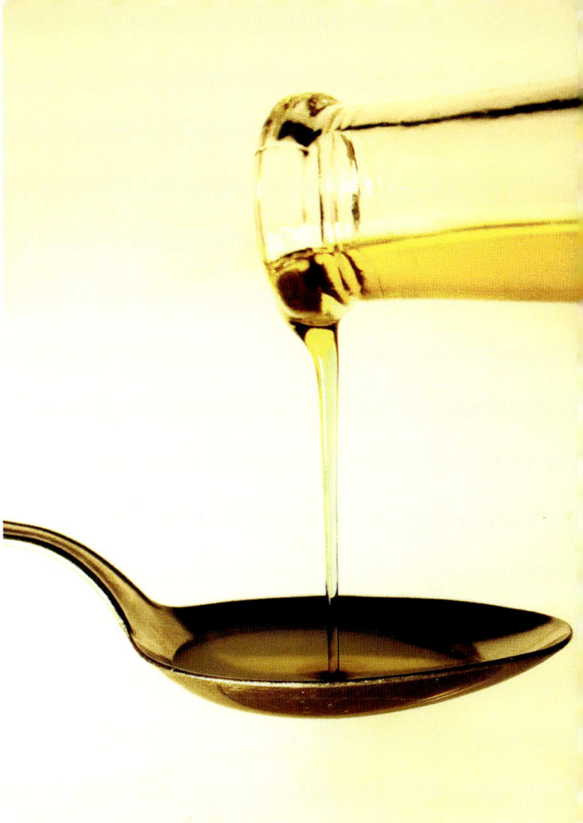

Wichtig zu wissen!

Vermindern Sie die Arachidonsäurezufuhr, indem Sie sich vegetarisch oder fleischarm ernähren, maximal zwei Eier pro Woche verzehren, zweimal pro Woche je 200 g fetten Fisch (Hering, Makrele, Lachs, Thunfisch) essen, eifreie Nudeln wählen und fettarme Milchprodukte (Milch 1,5 %, Joghurt 1,5 %, Magerquark, Käse ≤ 40 %) bevorzugen.

In der warmen Küche sollten Sie Sahne durch Kondensmilch (10 %), saure Sahne oder Sojasahne ersetzen. Achten Sie auch auf „versteckte" Eier und fettreiche Milchprodukte in Gebäck, Süßigkeiten und Fertiggerichten!

Abnehmen durch Vitalfasten?

Durch das Fasten purzeln die Pfunde, grundsätzlich ist Fasten aber nicht zum nachhaltigen Abnehmen geeignet. Unser intelligenter Körper holt sich nach dem Fasten nämlich schnell zurück, was ihm vorenthalten wurde.

Insofern können Sie durch das Vitalfasten eine Gewichtsreduktion einleiten. Wollen Sie jedoch die Gewichtsabnahme, die Sie durch Vitalfasten erzielt haben, beibehalten, so dürfen Sie nicht alte ungünstige Ernährungsgewohnheiten wieder aufnehmen, sondern müssen den Fettgehalt und eventuell auch den Glykämischen Index der Lebensmittel bedenken. Oft reicht es aus, weniger Fett als vorher zu sich zu nehmen, hierzu studiert man am besten eine Nährwerttabelle und die Zutatenlisten von Lebensmitteln, um allmählich ein Gefühl für den Fettgehalt von Speisen zu bekommen. Viele Vitalfastenrezepte sind fettarm; zudem sind die verwendeten Fettsorten (Olivenöl, Rapsöl) besonders gesund.

Falls Sie aber zu den Menschen gehören, die schon zunehmen, sobald sie nur am Kühlschrank vorbeigehen, oder falls Sie Diabetiker sind, dann sollten Sie über den Glykämischen Index Bescheid wissen. Seine Bedeutung ist mittlerweile wissenschaftlich gut untersucht und belegt. Erste Informationen hierzu gibt es im nächsten Absatz.

Glykämischer Index (GI)

Der glykämische Index ist ein Maß für die blutzucker- und insulinsteigernde Wirkung eines Lebensmittels. Lebensmittel mit einem hohen glykämischen Index heben Blutzucker und Insulinspiegel überproportional an, Insulin schließt dann die Fettzellen auf, das Fett wird eingelagert und damit das Fettpolster vergrößert.

Bei Wunsch nach Gewichtsabnahme – und dies gilt auch für Diabetiker – kann es deshalb sehr vorteilhaft sein, Lebensmittel mit einem hohen glykämischen Index zu meiden, beziehungsweise nur selten zu verzehren. Diese Empfehlung kann man ohne Bedenken auch an alle anderen Personen der sogenannten Wohlstandsgesellschaft weitergeben, da die meisten Lebensmittel mit hohem GI ernährungsmedizinisch sowieso als eher ungünstig anzusehen sind.

Wichtig zu wissen!

Lebensmittel mit einem hohen und somit ungünstigen glykämischen Index:

- Bier
- Schnaps
- Fettige Kartoffelprodukte
- Weißmehlprodukte
- Fast Food
- Haushaltszucker
- Süßigkeiten
- Salzkartoffeln
- Weißer Reis

Lebensmittel mit einem mittleren bis niedrigen und somit günstigen glykämischen Index:

- Fast alle Obst- und Gemüsesorten
- Pellkartoffeln
- Naturreis
- Vollkornnudeln, Spaghetti al dente
- Vollkornbrot
- Hirse
- Hülsenfrüchte
- Nüsse
- Fruchtzucker
- Bitterschokolade

Falls Sie Diabetiker sind, falls Sie abnehmen wollen oder in der Vergangenheit Heißhungerattacken hatten, dann sollten Sie beim Vitalfasten reife Bananen, getrocknete Früchte, Obstsäfte und fettige Kartoffelprodukte meiden, da diese teils einen hohen glykämischen Index beziehungsweise viele Kalorien beinhalten.

Übrigens beruht auch das Trennkostprinzip auf einer Senkung des Insulinspiegels. Man hat erkannt, dass nicht nur die Kombination von Kohlenhydraten und Fetten, sondern auch die von Kohlenhydraten und Eiweißen insulinsteigernd wirkt.

Nach diesem kleinen gedanklichen Ausflug zum glykämischen Index wollen wir uns nun wieder dem Vitalfasten selbst zuwenden, sicherlich interessiert Sie der praktische Ablauf am meisten!

Wie läuft das Vitalfasten ab?

Leichtere Ernährungstage vor dem Vitalfasten, die sogenannten Entlastungstage, sind nicht erforderlich. Grundsätzlich können Sie deshalb immer und sofort starten – zum Beispiel jetzt!

Empfehlenswert ist jedoch, erst einmal weiterzulesen, sich dann in Ruhe die Rezepte anzusehen, einige auszuwählen, dafür einzukaufen und mit dem Vitalfasten an einem arbeitsfreien Tag, vorzugsweise an einem Wochenende, zu beginnen. Denn Sie benötigen etwas Zeit für die Planung und den Einkauf. Berufstätige sollten direkt einen Einkaufsplan für mehrere Tage erstellen, damit der Alltagsstress nicht die Einkäufe und Rezeptzubereitungen und damit das ganze Vitalfasten über den Haufen wirft.

Sie können fünf oder sieben Tage Vitalfasten – so wie es am besten in Ihren Zeitplan passt. Ein längeres Vitalfasten ist nicht zu empfehlen, da es sich um eine eiweißarme Kost handelt. Wie Sie Ihr Vitalfasten in eiweißmodifizierter Form trotzdem um eine Woche verlängern könnten, verrät Ihnen der Wochenplan im hinteren Umschlagdeckel.

Sämtliche Rezepte sind natürlich auch für die Nicht-Fastenden in der Familie geeignet, sodass alle die gleiche warme Mahlzeit essen können, was Ihnen die Durchführung des Fastens sehr erleichtern wird. Ihre Familienangehörigen können sich die Mahlzeit jeweils nach Wunsch mit Brot, Spiegelei oder anderem ergänzen.

Ein Fastenbrechen, wie es beim Heilfasten in der Regel mit einem Apfel geschieht, erübrigt sich eigentlich. Wenn Sie aber ein entsprechendes Ritual als bewussten Übergang in eine gesündere Ernährung zelebrieren möchten, dann essen Sie eine Scheibe trockenes Vollkornbrot.

Nicht erlaubt

Auch beim Vitalfasten gibt es „Verbote“: Tierisches Eiweiß (etwa aus Fleisch, Eiern, Milch, Käse Joghurt, Quark oder Sahne) wird sauer verstoffwechselt.

Von den Milchprodukten werden lediglich Kefir und Molke nicht sauer, sondern neutral beziehungsweise leicht basisch verstoffwechselt, weshalb sie beim Vitalfasten verwendet werden dürfen.

Auch Pflanzen mit hohem Eiweißgehalt, wie Getreide, Hirse, Quinoa, Linsen, weiße Bohnen, Erbsen und deren Produkte (etwa Brot, Cornflakes oder Nudeln), sind nicht erlaubt.

Unser täglicher Eiweißbedarf beträgt 0,8 g pro Kilogramm Körpergewicht; Eine 60 kg schwere Person sollte also im Mittel etwa 48 g Eiweiß täglich zu sich nehmen. Bei regelmäßigem Verzehr von Milchprodukten, Eiern, Getreide und Hülsenfrüchten ist eine ausreichende Eiweißzufuhr automatisch gewährleistet – und das ganz ohne Fleisch und Fisch!

Phosphatreiche Lebensmittel wie Colagetränke und Käse (etwa Schmelzkäse, Bergkäse, Parmesan u. v. a.) wirken säurebildend und haben beim Vitalfasten keinen Platz. Des Weiteren führen Filterkaffee, schwarzer Tee, Fenchel-, Hafer-, Rotbusch- und Matetee sowie Alkohol zu einer mehr oder weniger starken Säureflut. Weißen Zucker sollten Sie während des Vitalfastens ebenfalls meiden. Zwar wird er als neutral eingestuft, jedoch sind die zuckrigen Produkte in ihrer Zusammensetzung oft sehr komplex und dadurch als eher säurebildend anzusehen (zum Beispiel Süßigkeiten, Gebäck, Limonade). Da brauner Zucker mehr basenbildende Mineralien enthält als weißer Zucker, darf er in Maßen verwendet werden.

In der Literatur werden übrigens teils sehr unterschiedliche, manchmal sogar widersprüchliche Angaben zur Säure-/Basenwirkung von Lebensmitteln gemacht, hierzu gehören unter anderem Essig, Rosenkohl, Sauerkraut, Spargel, Nüsse, grüner Tee, Soja, Reis, Artischocken und Knoblauch.

Vorsicht Falle!

Meiden Sie die Konservierungsstoffe Schwefelsäure und Sorbinsäure, gleiches gilt für die Salze dieser Säuren (Sulfit, Sulfide, Sorbate), die oft in Kartoffelpüreepulver, Trockenfrüchten, Säften, Konserven, Tiefkühlprodukten und Margarine enthalten sind und übrigens auch im Wein. Der Zuckeraustauschstoff Sorbit kommt natürlicherweise in Früchten vor und darf zum Beispiel auch im Kaugummi verzehrt werden.

Die gute basische Wirkung von Tiefkühlkartoffelprodukten bleibt durch die auf den Packungen angegebenen Zusätze unberührt; Schwefel- und Sorbinsäure sollten jedoch auch hier nicht enthalten sein!

Zu vielen anderen Zusatzstoffen und Produkten gibt es keine Informationen bezüglich ihrer Säure-Basen-Wirkung, jedoch erscheinen mir Ascorbinsäure (= Vitamin C, welches ja auch insbesondere in Obst und Gemüse enthalten ist), Glutamat (enthält Stickstoffgruppen, die

Durchschnittlicher Eiweißgehalt einiger Lebensmittel

Eiweiß pro Portion		Eiweiß pro 100 g		Eiweiß pro Stück	
Joghurt 0,3 % Fett:	10 g	Harzer-/Hüttenkäse:	30/14 g	125 g Mozzarellakugel:	20 g
Hartkäse (1 Scheibe):	10 g	Magerquark:	14 g	Käsekuchen:	10 g
eifreie Nudeln:	7 g	Quinoa/Hirse:	14/10 g	Ei:	7 g
Müsli:	7g	Hülsenfrüchte (gegart):	7 g	Vollkornbrot (1 Scheibe):	4 g
Kartoffeln/Reis:	4 g	Milch:	4 g	Vollwertbrötchen:	4 g

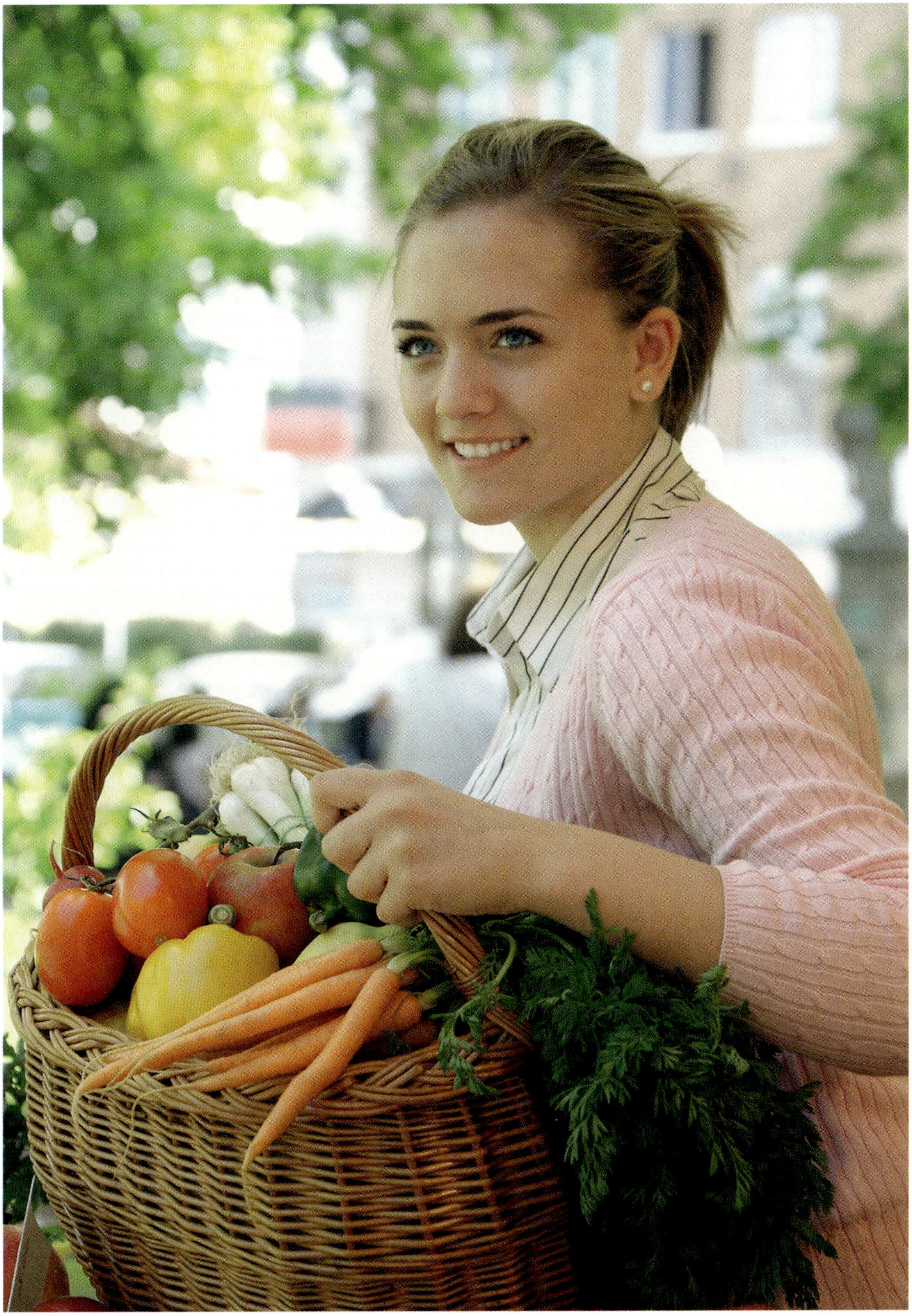

als Lieferant für Ammoniakpuffer denkbar sind) und Gewürze (die man ja nur in kleinen Mengen zu sich nimmt) in dieser Hinsicht unbedenklich.

Werden Sie in Ihrem Supermarkt einmal nicht fündig, dann kaufen Sie die entsprechenden Waren in einem Reformhaus oder Naturkostladen ein; hier bekommen Sie auch Johannisbrotkernmehl (Bindobin) zum Andicken von warmen und kalten Speisen.

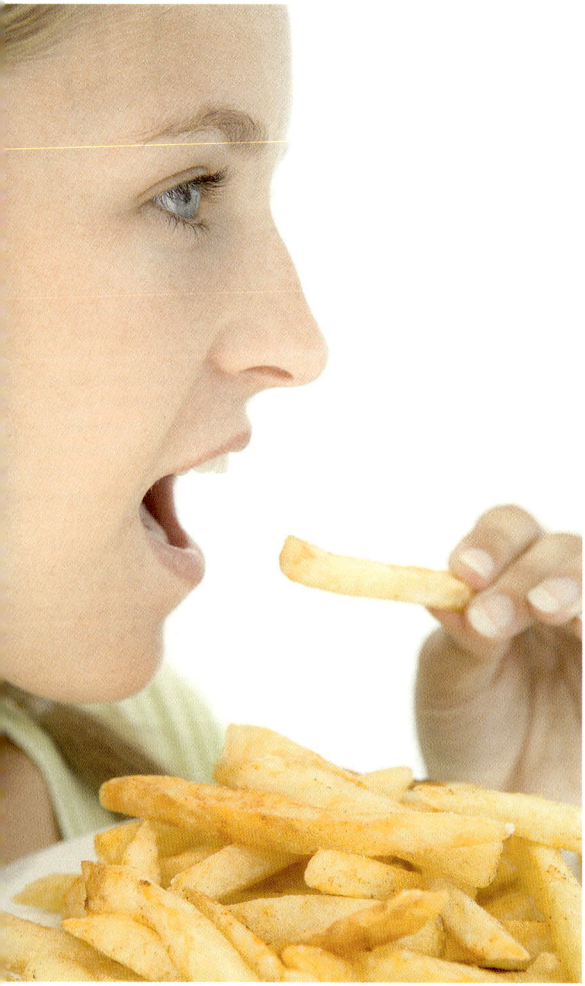

Was bleibt denn dann noch übrig?

Trotz der vielen Verbote bleiben noch viele leckere essbare Lebensmittel übrig.

Obst und Gemüse enthalten wenig Eiweiß, aber viele basenbildende Mineralien (zum Beispiel Kalzium, Kalium, Natrium, Magnesium). Obst und Gemüse spielen deshalb beim Vitalfasten die Hauptrolle: als Gemüse, als Salat, in Form von Saft oder Müsli. Im Praxisteil finden Sie eine Vielzahl leckerer und praktikabler Rezepte, hier dürfen Sie aus dem Vollen schöpfen und nach Lust und Laune kombinieren.

Kartoffeln, egal ob frisch oder tiefgekühlt, sind in allen Zubereitungsformen erlaubt, sofern lediglich pflanzliches Öl, Zitrone, Salz oder andere Gewürze zugesetzt sind. So kommen Sie in den Genuss von Pellkartoffeln, Pommes frites, Rösti, Bratkartoffeln und anderen Kartoffelvariationen!

Pflanzenöle gelten als neutral, Margarine als diskret säurebildend und Butter als diskret basenbildend.

Mehlschwitzen sind in einer gesunden Ernährung absolut überholt, eine tolle Alternative dazu ist Bindobin, das aus Johannisbrotkernmehl besteht, nahezu kalorienfrei und im Reformhaus erhältlich ist. Damit kann man herrlich cremige Suppen und Soßen zaubern.

Wichtig zu wissen!

Diese Lebensmittel sollten Sie während des Vitalfastens meiden:

- Fleisch, Fisch,
- Eier,
- Milch und Milchprodukte (wie Joghurt, Quark, Käse oder Sahne),
- Getreide, Brot, Cornflakes, Getreidemüsli, Nudeln, Reis,
- Amaranth, Hirse, Quinoa,
- Erbsen, Linsen, weiße Bohnen,
- Filterkaffee, schwarzer Tee, Fenchel-, Hafer-, Rotbusch- und Matetee,
- Eistee, Limonade, Alkohol,
- weißer Zucker, Gebäck, Süßigkeiten.

„Kleine Sünde"

Vitalfasten ist mit Erbsenzählerei nicht vereinbar, denn das würde Stress mit sich bringen. Und beim Vitalfasten soll man sich ja entspannen und genießen! Nehmen Sie deshalb ruhigen Gewissens ab und zu eine „kleine Sünde" in Kauf.

Dazu gehört, dass in manchen Rezepten zum Beispiel eine kleine Menge Schmand auftaucht, die das Rezept geschmacklich erheblich aufwertet, es in der Summe der Zutaten jedoch immer noch deutlich basisch wirken lässt. Auch mit einem Esslöffel Joghurtsalatcreme oder Ketchup zu Pommes frites ergibt sich unterm Strich eine gute basische Wirkung!

Des Weiteren bin ich der Meinung, dass Sie Ihren Kaffee mit einem kleinen Schuss Milch genießen dürfen, wenn Sie ihn nicht anders mögen. Trinken Sie morgens auch ohne schlechtes Gewissen eine Tasse Rotbuschtee, sofern Sie die Gerbstoffe in Kaffee und grünem Tee nicht vertragen und ein anderer Tee Ihnen zum Frühstück nicht schmeckt; Sorgen Sie dann jedoch mit Trockenfrüchten für ein besonders basisches Müsli, oder trinken Sie zusätzlich ein Glas Obst- beziehungsweise Gemüsesaft.

Obwohl gekochte Tomaten säurebildend wirken sollen, kommen sie in einigen Rezepten vor. Meistens werden sie nur kurz mit erhitzt. Auch in anderer Zubereitungsart stören sie in den entsprechenden Rezepten die basische Gesamtwirkung nicht.

Vermeiden Sie jedoch bitte weitere selbstständige Sünden, denn das könnte ungeprüft schnell „ins Saure" gehen!

Getränke

Trinken Sie viel, um Blutgefässe, alle Organe einschließlich Bindegewebe und Nieren als auch Lymphgefäße gut durchzuspülen und Stoffwechselendprodukte auszuscheiden.

Nehmen Sie mindestens zwei Liter Wasser täglich zu sich, in Form von Leitungswasser, stillem Wasser oder Mineralwasser medium. Viele Mineralwassersorten wie auch hartes Leitungswasser enthalten reichlich basenbildende Mineralien und Natriumbikarbonat. Weiches Leitungswasser enthält dagegen nur sehr wenig Magnesium und Kalzium, in diesem Fall kann es dann sinnvoll sein, stattdessen ein Mineralwasser zu trinken.

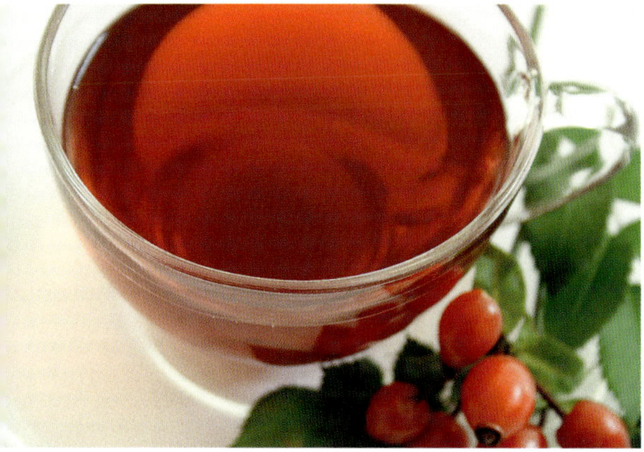

Erlaubt sind außerdem Früchte-, Kamillen- und Brennnesseltee, Kräuterteemischungen, grüner Tee, rein pflanzliche Gemüsebrühe, Obstsäfte mit 100 Prozent Fruchtanteil und ohne Zuckerzusatz, Gemüsesäfte, Molke sowie Kefir.

Auch Pfefferminztee wirkt basenbildend. Sie sollten ihn jedoch nur ab und zu trinken, da er die Bewegungsabläufe im Magen-Darm-Trakt ungünstig beeinflussen kann.

Fencheltee wird aus den Samen des Fenchels zubereitet und wirkt säurebildend – er sollte daher nicht getrunken werden. Das Fenchelgemüse selbst wirkt dagegen basenbildend.

Mahlzeiten

Nehmen Sie täglich drei Hauptmahlzeiten zu sich. Für zwischendurch sind Snacks aus Obst, Saft, Gemüsebrühe, Müsli, Obstsalat, getrockneten Früchten und rohem Gemüse erlaubt.

Zum Frühstück bieten sich Kaffee, Tee, Obst, Müsli und Saft an. Zum Mittagessen empfehle ich eine warme Gemüsemahlzeit (ggf. mit einem Kartoffelprodukt) und zum Abendbrot einen Salat. Berufstätige können umgekehrt für die Mittagspause einen vorbereiteten Salat mitnehmen und erst am Abend eine warme Gemüse-/Kartoffelmahlzeit zu sich nehmen. Auch der Verzehr von nur warmen oder nur kalten Mahlzeiten an einem Tag ist möglich, ganz wie Sie mögen. Bei der Auswahl aus über 80 Rezepten werden Sie hiermit keine Mühe haben, sofern Sie Ihre Einkäufe gut planen und genug Zeit zum Schnippeln von Gemüse und Obst einkalkulieren.

Die Portionen in den Rezepten sind recht groß, damit man sich an Salat, Suppe und Gemüse satt essen kann. Denn Hungern gehört nicht zum Vitalfasten! Das Fasten besteht hier alleine im Verzicht auf Fleisch, Fisch, Milch, Milchprodukte (außer Molke und Kefir), Getreide, weißen Zucker und einige wenige nicht sicher einzustufende Gemüsesorten.

„So lebe ich fettlos, fleischlos, fischlos dahin, fühle mich aber ganz wohl dabei. Fast scheint mir, dass der Mensch gar nicht als Raubtier geboren ist."

Albert Einstein, Physiker und Pazifist (1879–1955)

Bedeutung des pH-Wertes

Säuren und Basen gelangen mit der Nahrung in unseren Körper. Für den Stoffwechsel ist es wichtig, dass Säuren und Basen in einem ausgewogenen Verhältnis zueinander stehen, da die chemischen Prozesse des Stoffwechsels nur bei einem exakt festgelegten Säuregrad (pH-Wert) optimal ablaufen. Unsere Organe können zwar den für sie speziellen pH-Wert produzieren, das Material hierfür müssen wir ihnen jedoch zur Verfügung stellen.

Weicht der pH-Wert stark von dem Normbereich ab oder ist er starken Schwankungen ausgesetzt, so beeinträchtigt dies den Ablauf der chemischen Reaktion, die für das jeweilige Organ in unserem Körper zuständig ist. Um den pH-Wert zu bestimmen, kann entweder der pH-Wert im Blut oder Urin gemessen werden.

Muss ich meinen Blut-pH-Wert wissen?

Eindeutig nein! Der pH-Wert (pH = potentia hydrogenii = Kraft des Wasserstoffs) gibt den Säuregehalt einer Lösung an. Die pH-Skala reicht von 0 (1 mol Wasserstoffionen pro Liter) bis 14 (10 mol Wasserstoffionen pro Liter). Lösungen mit einem pH-Wert von 0 bis 6 gelten als sauer (azidotisch), Lösungen mit einem pH-Wert von 7 als neutral und Lösungen mit einem pH-Wert von 8 bis 14 als basisch (alkalisch).

Der pH-Wert unseres Blutes liegt zuverlässig zwischen 7,35 bis 7,45 und wird in diesem engen Bereich aufrechterhalten, wozu verschiedene Puffersysteme unseres Körpers beitragen.

Schwere Erkrankungen wie Diabetes mellitus, chronischer Alkoholismus, Vergiftung, schwerer Schock, Lungen- oder Nierenversagen können den Blut-pH-Wert in den krankhaften Bereich außerhalb des genannten Normalbereichs (manifeste Azidose oder Alkalose) verschieben. Eine Fehlernährung mit viel Fett, Eiweißen oder Zucker und auch Vitalfasten sind dazu jedoch nicht in der Lage. Sie verändern lediglich die Pufferkapazität, ohne dabei den Blut-pH-Wert des Blutes zu beeinflussen. Daraus folgt, dass der Blut-pH-Wert für unser Vorhaben kein geeignetes Messinstrument darstellt.

Um den pH-Wert oder die Pufferkonzentrationen in unseren Geweben bestimmen zu können, fehlt uns ein kleines chemisches Labor. Und wenn wir es hätten, wer würde sich schon freiwillig mehrmals täglich Gewebe entnehmen lassen?

Muss ich meinen Urin-pH-Wert wissen?

Ebenfalls eindeutig nein! Die Säureverhältnisse in einzelnen Urinproben sind im Wesentlichen von der Ernährung abhängig.

Der pH-Wert des ersten Morgenurins liegt bei üblicher Kost typischerweise im sauren Bereich. Bei Fleischessern bleibt der pH-Wert auch tagsüber überwiegend im sauren Bereich, bei Vegetariern liegt er dank der Basenflut aus Obst und Gemüse eher und häufiger im basischen Bereich.

Der Urin-pH-Wert stellt jedoch nur ein indirektes Zeichen dar, denn ein Rückschluss auf den pH-Wert der Gewebe lässt sich daraus nicht ableiten.

Befreien Sie sich ganz von dem Gedanken, pH-Wert-Messungen durch-

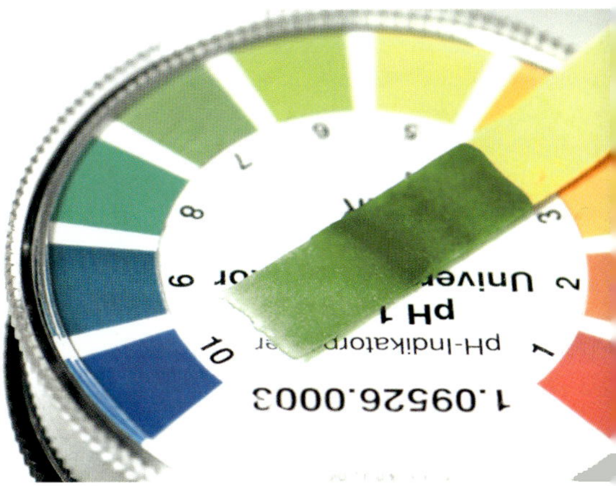

führen zu müssen. Halten Sie sich einfach an die zahlreichen Ideen und Rezepte im Praxisteil, die Ihnen eine regelmäßige Basenflut sichern!

Für den Fall, dass Sie ein Lieblingsgetränk haben, von dem Sie nicht wissen, ob es säure- oder basenbildend wirkt, weil es hier im Buch nicht genannt wird, können Sie außerhalb der Vitalfastenzeit folgenden einfachen Selbstversuch durchführen:

Besorgen Sie sich zunächst Urin-pH-Teststreifen im pH-Bereich 6 bis 8. Sie sind für einige Euro in der Apotheke erhältlich. Weitere Vorraussetzung für Ihren Versuch sind ein leerer Magen und ein saurer Ausgangsurin. Leeren Sie morgens nach dem Aufstehen die Harnblase, und bestimmen Sie die pH-Reaktion des Urins mithilfe des Urinteststreifens, indem Sie ihn einmal kurz in den Harnstrahl halten.

Zeigt das Ergebnis einen sauren Urin an, so können Sie Ihren Versuch starten. Trinken Sie 400 ml des zu untersuchenden Getränkes und bestimmen Sie eine Stunde später beziehungsweise im nächsten Urin (so lange nüchtern bleiben!) erneut die pH-Reaktion Ihres Harnes. Reagiert der Urin nun alkalisch, so hat eine Basenflut durch das Getränk stattgefunden.

Finden Sie in meinen Rezepten strittige Lebensmittel wie grünen Tee, Sauerkraut oder schwarze Oliven, so dürfen Sie darauf vertrauen, dass ich sie nach dem beschriebenen Schema getestet habe.

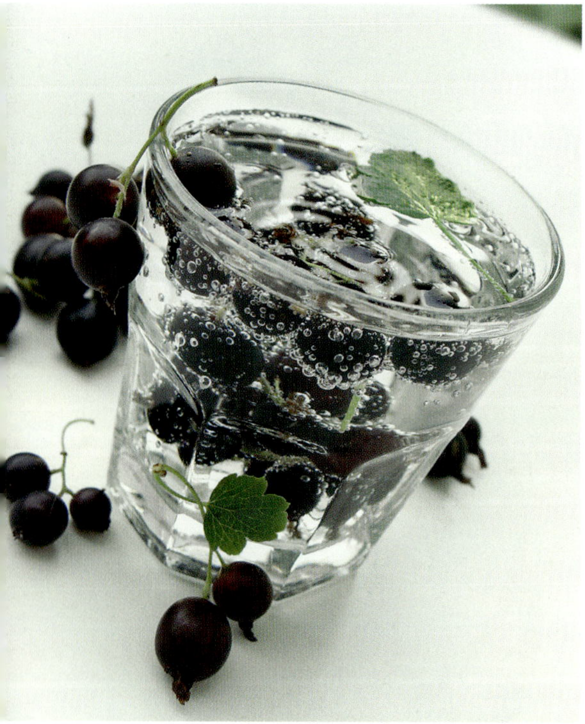

Ausscheidung von Säuren

Der Körper entledigt sich überschüssiger Säuren – soweit es ihm möglich ist – auf zwei unterschiedlichen Wegen: über Lunge und Nieren.

Über unsere Lunge geben wir mit der Ausatmungsluft die Säure Kohlendioxid ab. Die Niere ist in der Lage, Säuren nach vorheriger Neutralisation (zum Beispiel mit Bikarbonat oder Ammoniak) in den Urin abzugeben, zu einem kleineren Teil kann sie auch direkt Wasserstoffionen ausscheiden.

Die Säurebelastung der Niere kann als PRAL (= potential renal acid load) in mEq/100 g bestimmt werden. Negative PRAL-Werte bedeuten einen Basenüberschuss, positive Werte einen Säureüberschuss. In der Laienpresse werden diese PRAL-Vorzeichen manchmal fälschlicherweise verdreht, was für eine nur ober-

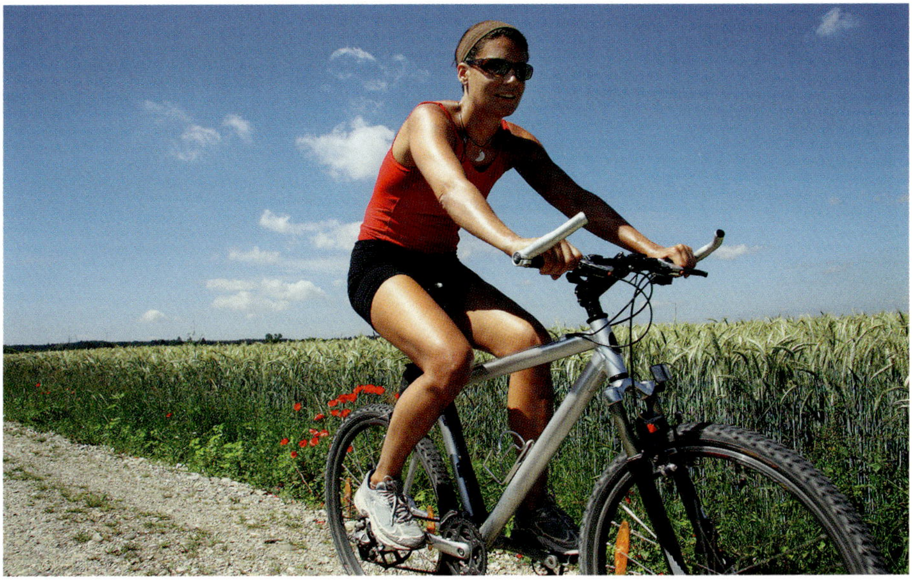

flächliche Abhandlung des Themas sprechen dürfte.

Die Zahlenwerte bezüglich PRAL und übrigens auch in Bezug auf den glykämischen Index (GI) verhalten sich nicht eindeutig: Sie können abhängig von Bestimmungsmethode, Lebensmittelsorte, Reifegrad von Obst und Gemüse, Zubereitungsform und verzehrendem Menschen variieren, sodass für den Laien im Alltag die Kenntnis grober Wirkbereiche vollkommen ausreicht. Für den GI sind das die Bereiche hoch/mittel/niedrig, für den PRAL im Wesentlichen die Bereiche basisch/neutral/sauer.

Um Ihnen einen Eindruck über den Grad von lebensmittelbedingter Basen- oder Säureflut zu vermitteln, finden Sie auf der nächsten Seite eine Auflistung mit Abstufung von basisch nach sauer, wobei auch die Zeilen in diesem Sinne angeordnet sind.

Soll ich Basenpräparate einnehmen?

Bloß nicht! Wenn Sie alleine mit natürlicher und gesunder Ernährung problemlos Ihr Ziel erreichen können, wozu dann noch „Kunstdünger"?

Basenpräparate wie Pulver, Kautabletten oder spezielle Basentees sind richtig teuer und überflüssig. Zudem enthalten sie oft viel Kochsalz, welches die meisten Menschen sowieso schon im Übermaß zu sich nehmen. Akzeptieren Sie basisch wirkende Ergänzungsmittel oder Medikamente deshalb nur, wenn Ihr Arzt sie Ihnen empfohlen beziehungsweise verordnet hat, dies kann zum Beispiel bei bestimmten Nierensteinleiden der Fall sein. Ansonsten lassen Sie diese Präparate links liegen und kümmern sich stattdessen lieber um so angenehme Dinge wie Sport und Entspannung.

Wichtig zu wissen!

Basenflut und Säureflut durch Lebensmittel

Besonders deutlich basenbildend:

- Rosinen, getrocknete Feigen, Spinat, Petersilie
- Grünkohl, Fenchel, Rucola, schwarze Johannisbeere
- Obstsäfte, Gemüsesäfte, Früchte-, Kräutertee, grüner Tee, Gemüsebrühe

Mäßig- bis leichtgradig basenbildend:

- Alle anderen beim Vitalfasten verwendeten Obst- und Gemüsesorten, Pilze, grüne und rote Bohnen
- Mineralwasser, Molke, Kaffeeaufguss (fünf Minuten)
- Haselnüsse, Marmelade, Nuss-Nougat-Aufstrich, reines Früchteeis, Honig, brauner Zucker, Margarine

Neutral wirkend:

- Weißer Zucker, Kefir, Pflanzenöle

Leicht- bis mäßiggradig säurebildend:

- Butter, Buttermilch, Bitter- und Milchschokolade, Milch, Naturjoghurt, Frischkäse, Eis
- Filterkaffee, schwarzer Tee, Rotbusch-, Fencheltee, Limonade, Eistee, Alkohol
- Erbsen, Linsen, weiße Bohnen
- Quark, Eier, Getreide und seine Produkte (wie Haferflocken, Brot, Cornflakes, Nudeln, Gebäck), Pseudogetreide (wie Hirse, Quinoa, Amaranth), Mais, Reis

Besonders stark säurebildend:

- Geflügel, Fisch, Fleisch und deren Produkte
- Garnelen, Muscheln, Krabben
- Camembert, Hartkäse (wie Edamer, Emmentaler, Gouda, Parmesan), Schmelzkäse

Wie geht es nach dem Vitalfasten weiter?

Nehmen Sie sich doch einmal Zeit für folgende Gedanken: Wie habe ich mich während des Vitalfastens gefühlt? Habe ich etwas für mich und meinen Körper hinzugelernt? War meine Ernährung bereits aus den Fugen geraten? Wichtig ist dann, dass Sie nicht in alte ungute Ernährungsgewohnheiten zurückfallen. Bei einer gewünschten Ernährungsumstellung hilft Ihnen der Wochenplan im hinteren Buchdeckel. Sie können dem vorgeschlagenen Wochenablauf folgen oder auch die zweite Woche hin zu einer ovolaktovegetarischen oder fleischarmen Ernährung überspringen, ganz wie Sie möchten. Ovolaktovegetarisch bedeutet, dass Sie neben vegetarischen Produkten auch Milchprodukte und Eier zu sich nehmen, auf Fleisch aber verzichten. Doch nichts ist verboten – ungesündere Lebensmittel sollen lediglich seltener verzehrt werden, damit sich in der Summe eine basenreiche, ballaststoffreiche, vitaminreiche und zugleich fettarme Ernährung ergibt!

Übergang zu einer gesunden Ernährung

Schaffen Sie also Ausgleich zu säurebildenden Lebensmitteln wie Brot, Käse, Nudeln und Reis, indem Sie viel mit Gemüse kombinieren, oft Rohkost und Obst essen und zu den richtigen Getränken greifen. Meiden Sie süße Produkte, helle Mehle und Alkohol weitgehend. Bevorzugen Sie fettarme Milchprodukte.

Auf Fleisch und Wurstwaren können Sie getrost ganz verzichten, denn für unsere Eiweißversorgung ist der Verzehr nicht erforderlich. Ovolaktovegetarier führen sich das im Fleisch enthaltene Vitamin B_{12} über Milchprodukte, Eier und Multivitaminsaft zu. Ausreichend Eisen erhalten sie über Zuckerrübensirup, Hirse, Amaranth, Quinoa und Sojaprodukte.

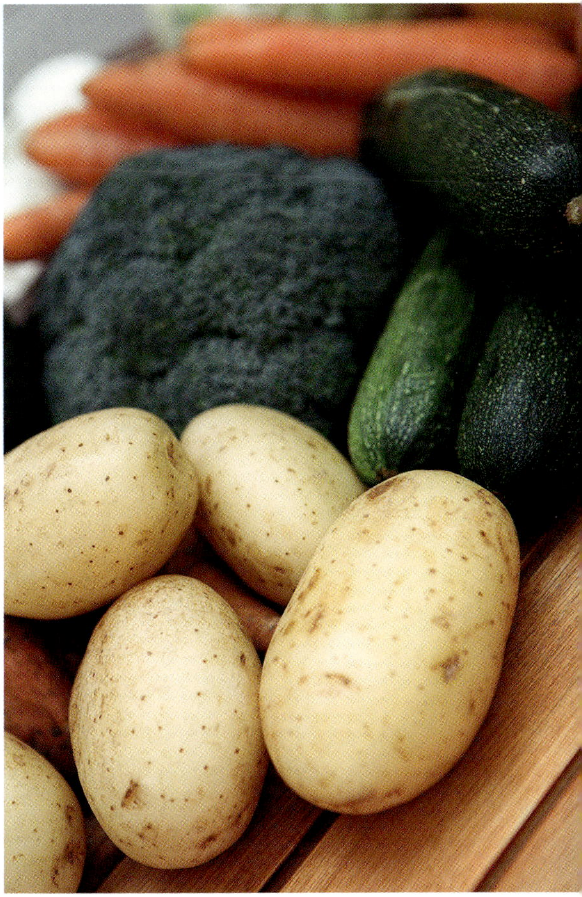

Sport ist Mord?

Oberfaule Ausrede! Sport ist sogar unser bestes „Nahrungsergänzungsmittel!“

Heutzutage sterben etwa 75 Prozent der Mitteleuropäer an Herz-Kreislauf-Erkrankungen (wie Herzinfarkt und Schlaganfall) und an Krebserkrankungen. Würden Sie, wenn Sie entscheidenden Einfluss auf das Vermeiden dieser Krankheiten nehmen könnten, etwas dafür tun? Sie müssen dafür nur die wichtigsten Säulen eines gesunden Lebens aufbauen und pflegen. Dazu gehören gesunde Ernährung, Sport, Verzicht auf Rauchen und kein oder nur mäßiger Alkoholkonsum.

So belegen Studien, dass gesunde Ernährung und Ausdauersport das Risiko sowohl für Herz-Kreislauf- als auch für Krebserkrankungen um bis zu 50 Prozent senken können! Außerdem werden Körpergewicht, Stimmung, Blutdruck, Fett- und Zuckerwerte, Herz-Kreislauf-System, Atmungssystem und Knochendichte durch sportliche Tätigkeit in positiver Weise beeinflusst.

Ab dem 25. Lebensjahr verliert jeder Mensch, der nicht regelmäßigen Sport treibt, jedes Jahr 1 Prozent seiner Muskelkraft und 1 Prozent seiner Kondition. Spätestens als 70-Jähriger gilt dieser Mensch dann als gebrechlich! Sport ist also Leben pur. Da bei einer eiweißarmen Ernährung ebenfalls Eiweiße aus der Muskulatur mobilisiert und abgebaut werden, spielt sportliche Aktivität für den Erhalt der Muskelmasse während der Fastenzeit eine bedeutende Rolle. Falls Sie schon vor dem Fasten Sport getrieben haben, umso besser, machen Sie so weiter. Haben Sie vorher nicht regelmäßig Sport getrieben, dann führen Sie während des Vitalfastens stramme Spaziergänge durch.

Suchen Sie sich nach Fastenende dann jedoch einen Ausdauersport, der Ihnen Spaß macht, der in Ihren Wochenzeitplan passt, und der für Sie finanzierbar ist.

Zum Ausdauersport zählen alle Sportarten, die den Puls auf Trab bringen, wie zum Beispiel Joggen, Walken, Nordic Walking, Fahrradfahren, Schwimmen, Rudern, Skifahren, Aerobic und Ballsport. Als optimal wird ein zwei- bis dreimal wöchentliches Training von 30 bis 45 Minuten angesehen.

Positive Wirkungen von Ausdauersport (zwei- bis dreimal 30 bis 45 Minuten/Woche)

Herz/Kreislauf	Muskel/Skelett	Stoffwechsel	Immunsystem	Wohlbefinden
Herzmuskelmasse ↑	Muskelmasse ↑	Energieverbrauch ↑	Killerzellen ↑	Fitness ↑
Herzschlagkraft ↑	Muskelkraft ↑	Übergewicht ↓	Fremdzellabwehr ↑	Stimmung ↑
Sauerstoffausbeute ↑	Rippenatmung ↑	Fettmasse ↓	Immunkompetenz ↑	Selbstwertgefühl ↑
Kondition ↑	Gelenkstabilität ↑	LDL-Cholesterin ↓	Selbstheilungskraft ↑	Sozialkontakte ↑
Puls ↓	Knochendichte ↑	HDL-Cholesterin ↑	Abhärtung ↑	Abgeschlagenheit ↓
Blutdruck ↓	Osteoporose ↓	Blutzucker ↓	Infekte ↓	Stress ↓
Luftnot ↓	Knochenbrüche ↓	Arteriosklerose* ↓	Krebs ↓	Alterungsprozess ↓

* Blutgefäßverkalkung mit Herzinfarkt und Schlaganfall als mögliche Folgeerkrankungen

↑ = Erhöhung ↓ = Verminderung

Erlernen Sie „Ihren" Sport möglichst unter fachlicher Anleitung, damit Sie von Anfang an richtig mit der Technik und dem Trainingspuls umgehen! Hierzu bieten sich Kurse bei Volkshochschule, Gemeindesportverband, Sportverein, Fitnessstudio oder Kneippverein an.

Ein toller und fast von allen Menschen geliebter Breitensport ist das Walken, weil es dem natürlichen Bewegungsbedürfnis unserer Vorfahren gleicht und bis ins hohe Alter ausgeübt werden kann.

Für Menschen mit Skelettbeschwerden ist oft Schwimmen, Nordic Walking oder das Training auf einem Fahrradheimtrainer besser zu leisten.

Fit und vital in die Zukunft

Glauben Sie mir, im menschlichen Verhalten ist nichts so schwer wie das Ablegen oder Ändern von Gewohnheiten! Wenn Sie jedoch erst einmal die Erfahrung gemacht haben, dass Ihnen gesunde Ernährung und Sport so richtig guttun, dann haben Sie beste Chancen, „am Ball" zu bleiben.

Legen Sie öfter einmal einen Vitalfastentag, ein Vitalfastenwochenende und ab und zu eine Vitalfastenwoche ein.

Wenn Sie die Regeln einer gesunden basenreichen Ernährung berücksichtigen, dann verkraften Sie auch ohne Weiteres einen gelegentlichen Ausflug in den säurelastigen Bereich!

„Nichts ist so gut für die menschliche Gesundheit und nichts verbessert die Überlebenschancen so sehr wie eine gute vegetarische Ernährung."

Albert Einstein, Physiker und Pazifist (1879–1955)

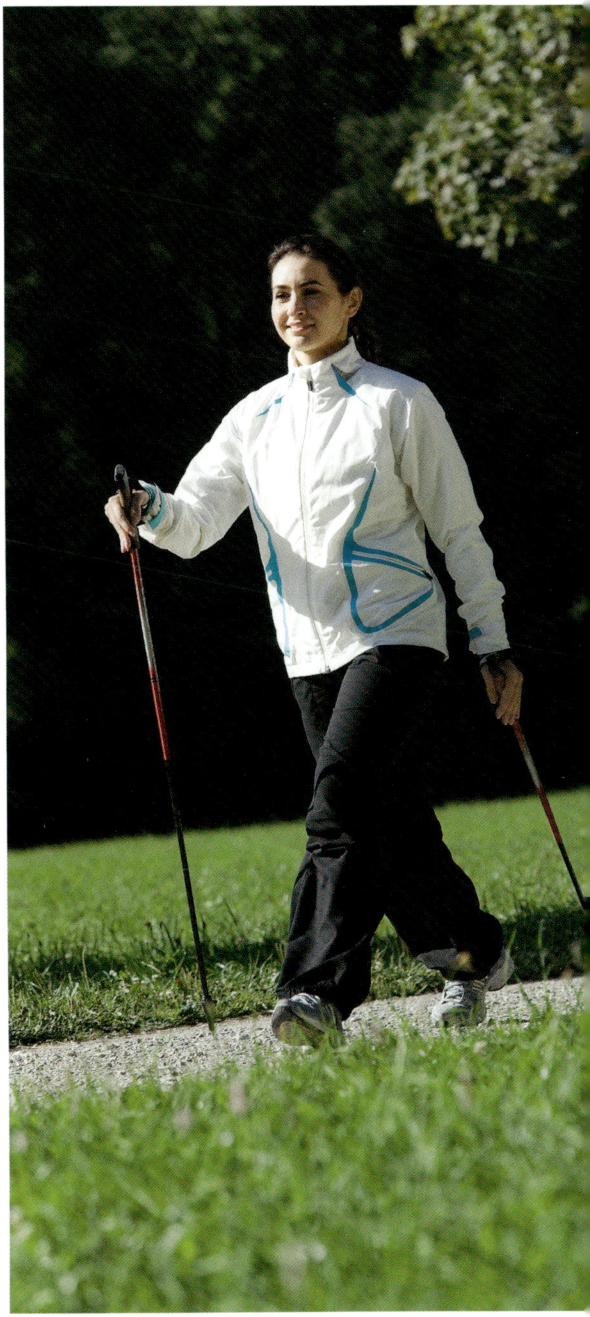

Ideen und Rezepte querbeet

Hinweise für das Zubereiten der Speisen

- Die Gewichtsangaben beziehen sich auf fertig geschältes beziehungsweise geputztes Gemüse.
- TK-Gemüse immer aufgetaut verwenden.
- Das pflanzliche Gemüsebrühpulver darf von einer der im Supermarkt üblicherweise vertretenen Firmen sein.

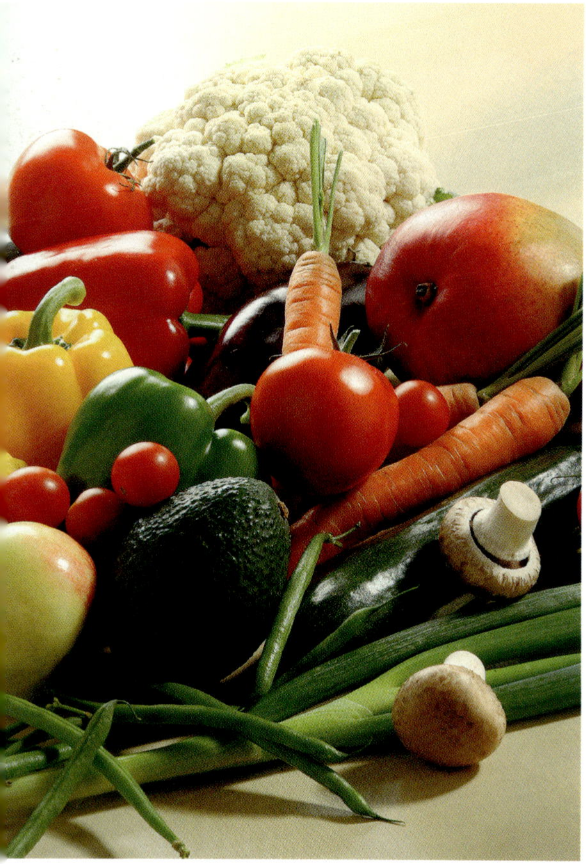

- Säfte nur mit 100 Prozent Fruchtanteil und ohne Zuckerzusatz verwenden.
- Die Nährwertangaben beinhalten die im Rezept genannten Zutaten, jedoch nicht möglicherweise genannte Alternativzutaten oder unter Tipp vorgeschlagene Beilagen.
- Da Kefir mit 3,5 Prozent Fettgehalt nicht überall erhältlich ist, gelten die Nährwertberechnungen für Kefir mit 1,5 Prozent Fettgehalt.
- Außerhalb der Vitalfastenzeit reichen die meisten Rezepte für die doppelte Personenzahl.

Tipp

Räumen Sie Olivenöl und Rapsöl einen festen Platz in Ihrer Küche ein! Olivenöl enthält viele einfach ungesättigte Fettsäuren, Rapsöl enthält viele Omega-3-Fettsäuren, beides ist supergesund!

Für Rheumatiker eignet sich zusätzlich eine Leinölkur: täglich ein Glas Saft mit einem Teelöffel Leinöl trinken – der hohe Gehalt an Omega-3-Fettsäuren im Leinöl kann innerhalb von drei bis vier Wochen Entzündungen und Schmerzen lindern.

Viel Spaß beim Kochen und Genießen!

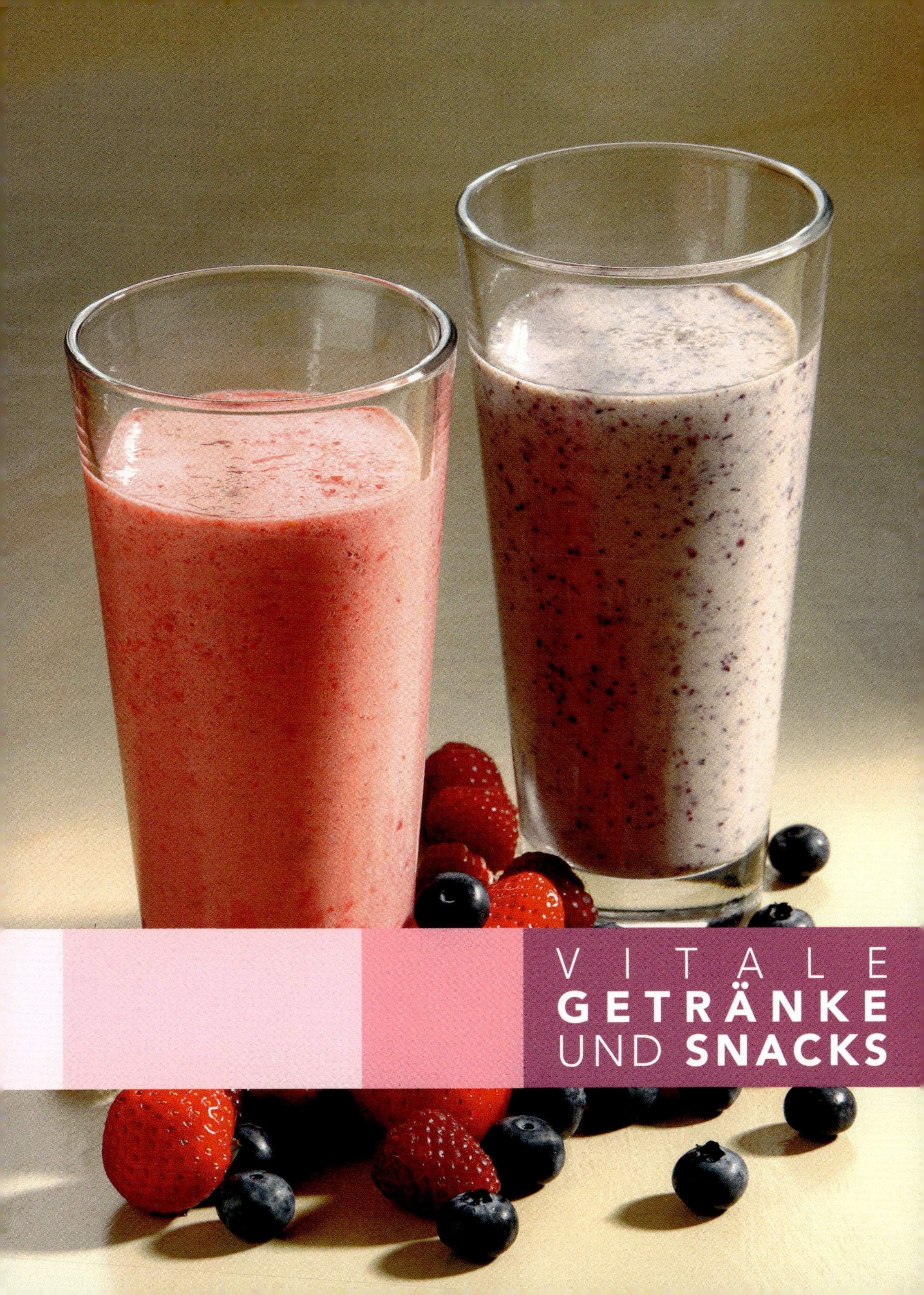

VITALE GETRÄNKE UND SNACKS

Eistee

Zutaten für 1 Glas
150 ml kalter grüner Tee
50 ml Orangensaft
2–3 EL Zitronensaft
1 Eiswürfel

Zubereitung

Den kalten grünen Tee, Orangensaft und Zitronensaft in einem Glas mischen und den Eiswürfel hinzufügen.

Eine Portion enthält:

31 Kilokalorien
2 g Eiweiß
<1 g Fett
18 g Kohlenhydrate
<1 g Ballaststoffe

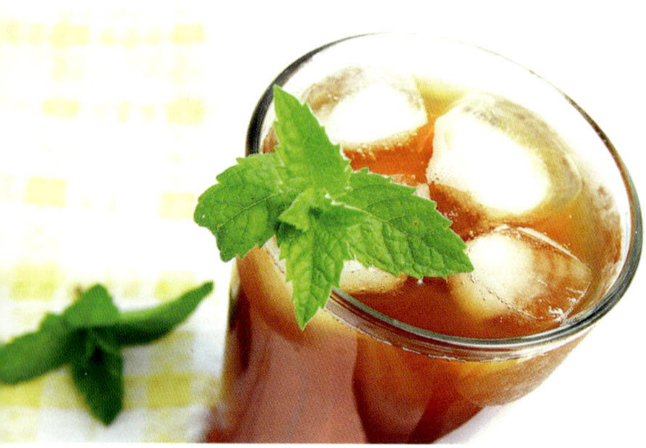

Hinweis

Für die Zubereitung von grünem Tee frisches Wasser zum Kochen bringen, kurz abkühlen lassen, den Tee aufbrühen und höchstens 2 Min. ziehen lassen. Besonders aromatisch schmeckt grüner Tee mit Vanillearoma.

Fruchtshake „Kiba"

Zutaten für 1 Glas
100 ml Bananensaft (ungesüßt, aus dem Reformhaus)
100 ml Kirschsaft (ungesüßt, aus dem Reformhaus)

Zubereitung

In ein Glas zuerst den Bananensaft füllen, dann vorsichtig den Kirschsaft darauf gießen.

Eine Portion enthält:

82 Kilokalorien
<1 g Eiweiß
<1 g Fett
16 g Kohlenhydrate
1 g Ballaststoffe

Heiße Tasse

Eine Portion enthält:

88 Kilokalorien
6 g Eiweiß
2 g Fett
11 g Kohlenhydrate
2 g Ballaststoffe

Zutaten für 1 Suppentasse

200 ml	Gemüsesaft
100 ml	Kefir
1 EL	TK-8-Kräutermischung
etwas	Pfeffer

Zubereitung

Die Zutaten mischen und in einem Topf oder in der Mikrowelle erhitzen.

Tipp

Das Getränk schmeckt auch kalt.

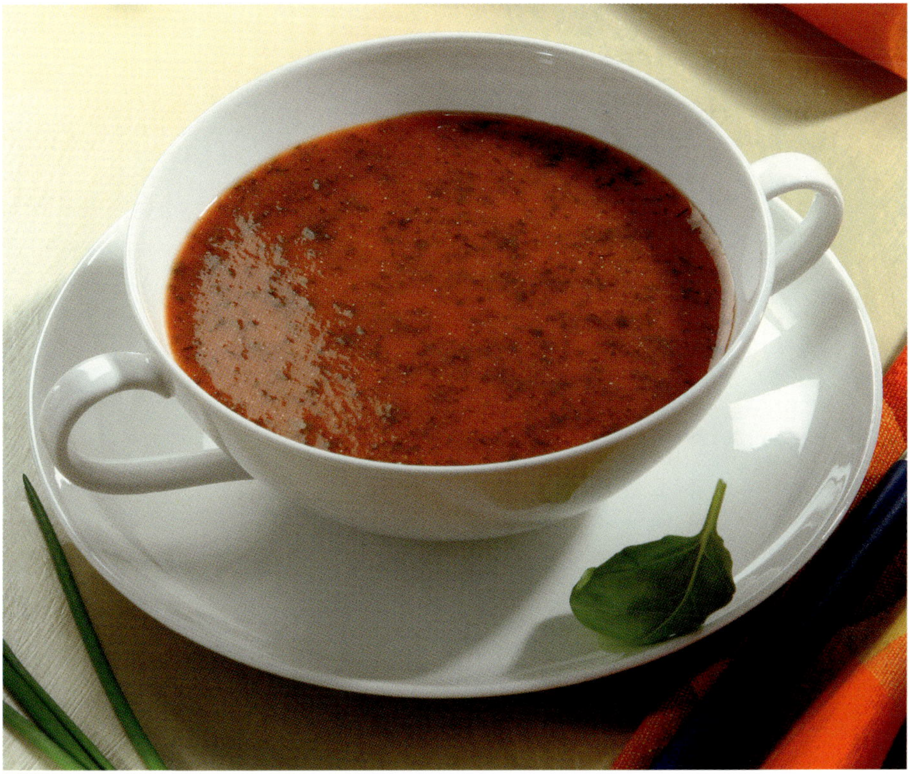

Karotten-Apfel-Saft

Zutaten für 1 Glas
70 ml Karottensaft (ggf. mit Honig gesüßt)
130 ml Apfelsaft

Eine Portion enthält:
114 Kilokalorien
5 g Eiweiß
2 g Fett
13 g Kohlenhydrate
4 g Ballaststoffe

Zubereitung

Beide Säfte in einem Glas mischen.

Eine Portion enthält:
76 Kilokalorien
<1 g Eiweiß
<1 g Fett
19 g Kohlenhydrate
<1 g Ballaststoffe

Kefirshake

Zutaten für 2 Gläser
250 ml Kefir
150 g Erdbeeren (oder Him- oder Heidelbeeren, TK oder frisch)
1 EL brauner Zucker

Zubereitung

Kefir, Beeren und Zucker pürieren und in 2 Gläser füllen.

Heiße Zitrone

Zutaten für 1 Tasse
Saft von 2 Zitronen (100 ml)
100 ml Wasser
2 TL Honig (oder brauner Zucker)

Zubereitung

Zitronensaft und Wasser in einem Topf oder direkt in der Tasse in der Mikrowelle erhitzen, anschließend Honig beziehungsweise Zucker einrühren und schmelzen lassen.

Eine Portion enthält:
92 Kilokalorien
4 g Eiweiß
1 g Fett
40 g Kohlenhydrate
<1 g Ballaststoffe

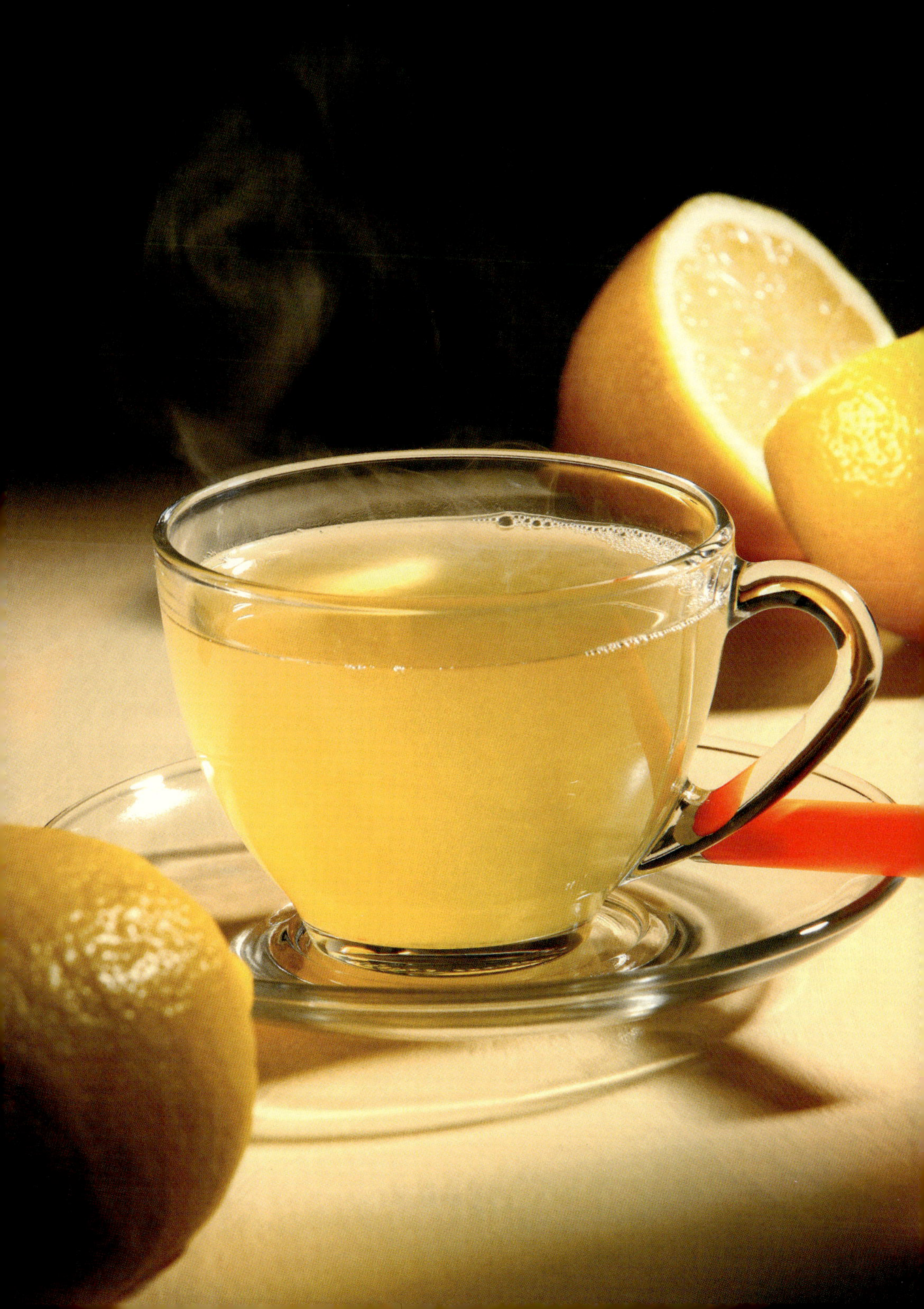

Kiwi-Bananen-Mix

Zutaten für 2 Gläser
1 Kiwi
½ Banane
300 ml Orangensaft

Zubereitung

Die Zutaten pürieren und in 2 Gläser füllen.

Eine Portion enthält:
112 Kilokalorien
2 g Eiweiß
<1 g Fett
26 g Kohlenhydrate
1 g Ballaststoffe

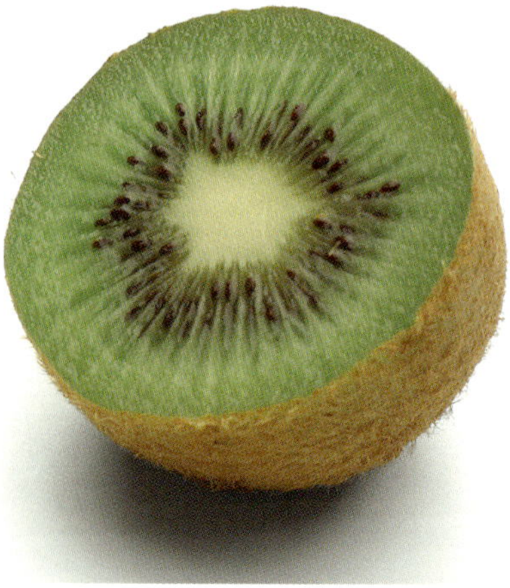

Basenmüsli

Zutaten für 2 Portionen
500 g Kefir
1 gehäufter EL brauner Zucker
2 gehäufte EL gemahlene Haselnüsse
2 Stück Obst (z. B. Apfel, Birne, Banane, Orange)

Zubereitung

Kefir, Zucker und Haselnüsse verrühren. Das Obst klein schneiden und unter den Kefir heben.

Eine Portion enthält:
304 Kilokalorien
11 g Eiweiß
10 g Fett
40 g Kohlenhydrate
3 g Ballaststoffe

Hinweis

Noch basischer wird das Müsli durch Zugabe von Rosinen oder wahlweise klein geschnittenen, getrockneten Feigen, Aprikosen, Datteln.

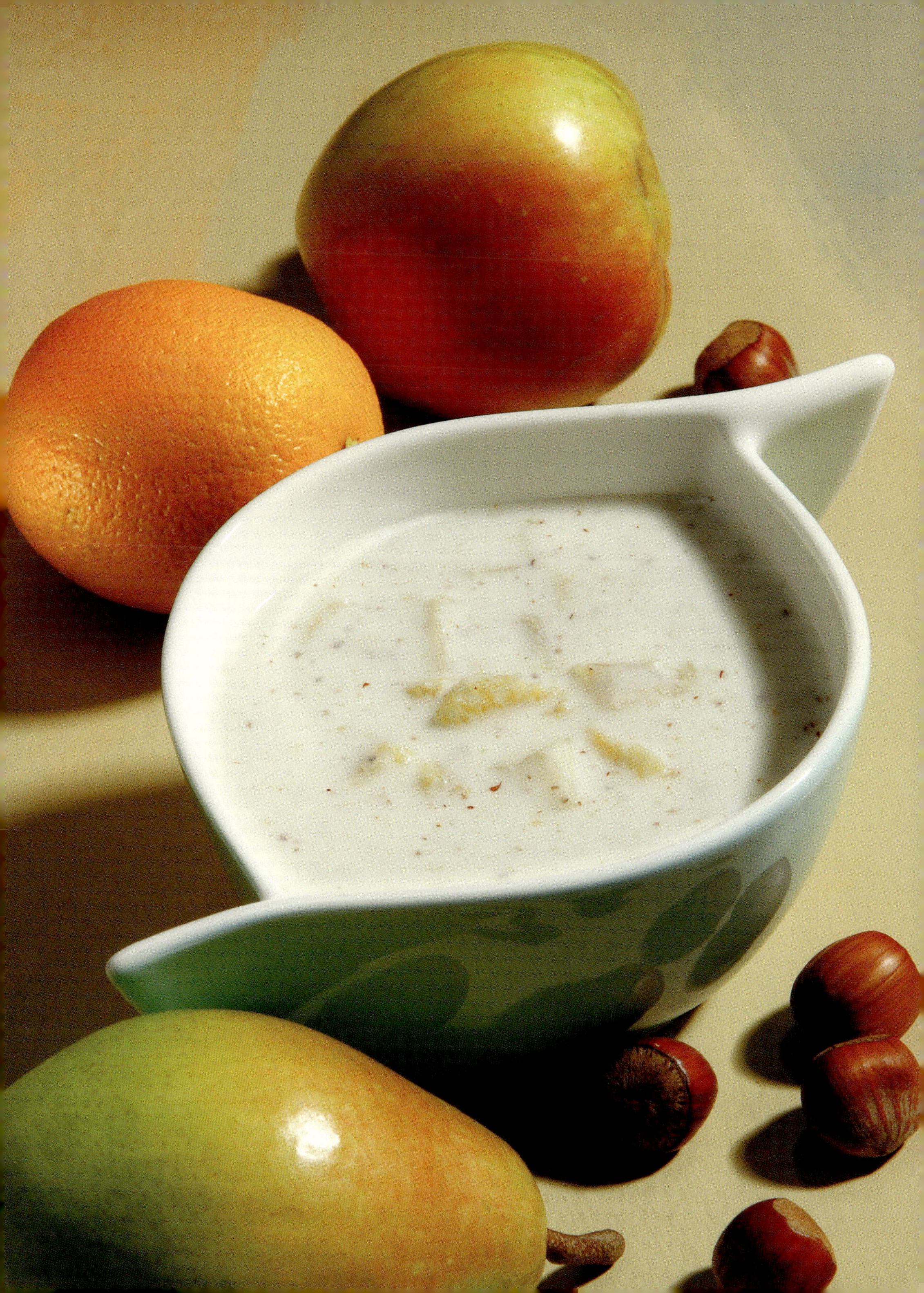

Sommer-Obstsalat

Zutaten für 4 Portionen
1 kleinere frische Ananas
reifes Sommerobst nach Wahl (zum Beispiel Nektarine, Melone, Kiwi, Physalis, Weintrauben)

Zubereitung

Die Ananas schälen und in grobe Stücke schneiden. Das übrige Sommerobst waschen, ggf. schälen und in grobe Stücke schneiden, die Ananas damit auf 1.000 g auffüllen und mischen.

Eine Portion enthält:
Unterschiedlich, da keine festgelegten Obstsorten und Obstmengen

Winter-Obstsalat

Zutaten für 2 Portionen
1 Apfel
1 Banane
1 Orange
2 EL Zitronensaft
1 EL brauner Zucker

Zubereitung

Das Obst waschen, ggf. schälen und klein schneiden, mit dem Zitronensaft und dem Zucker mischen.

Eine Portion enthält:
146 Kilokalorien
2 g Eiweiß
<1 g Fett
35 g Kohlenhydrate
4 g Ballaststoffe

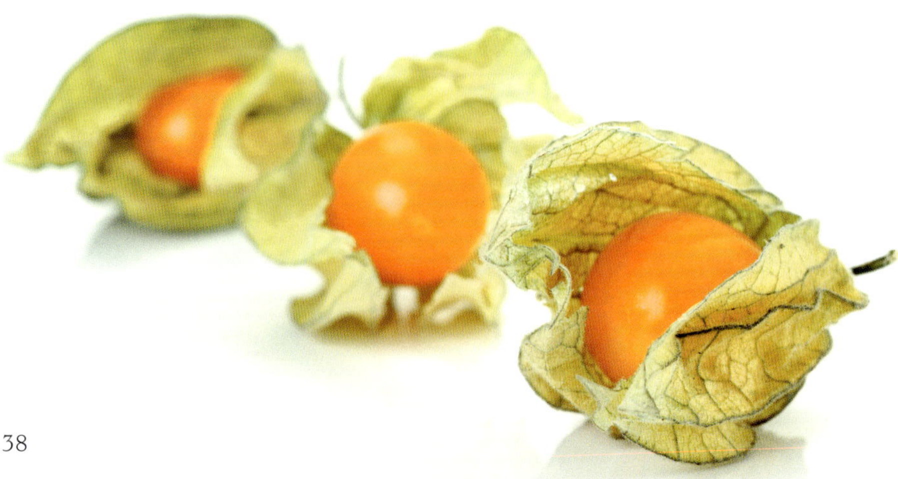

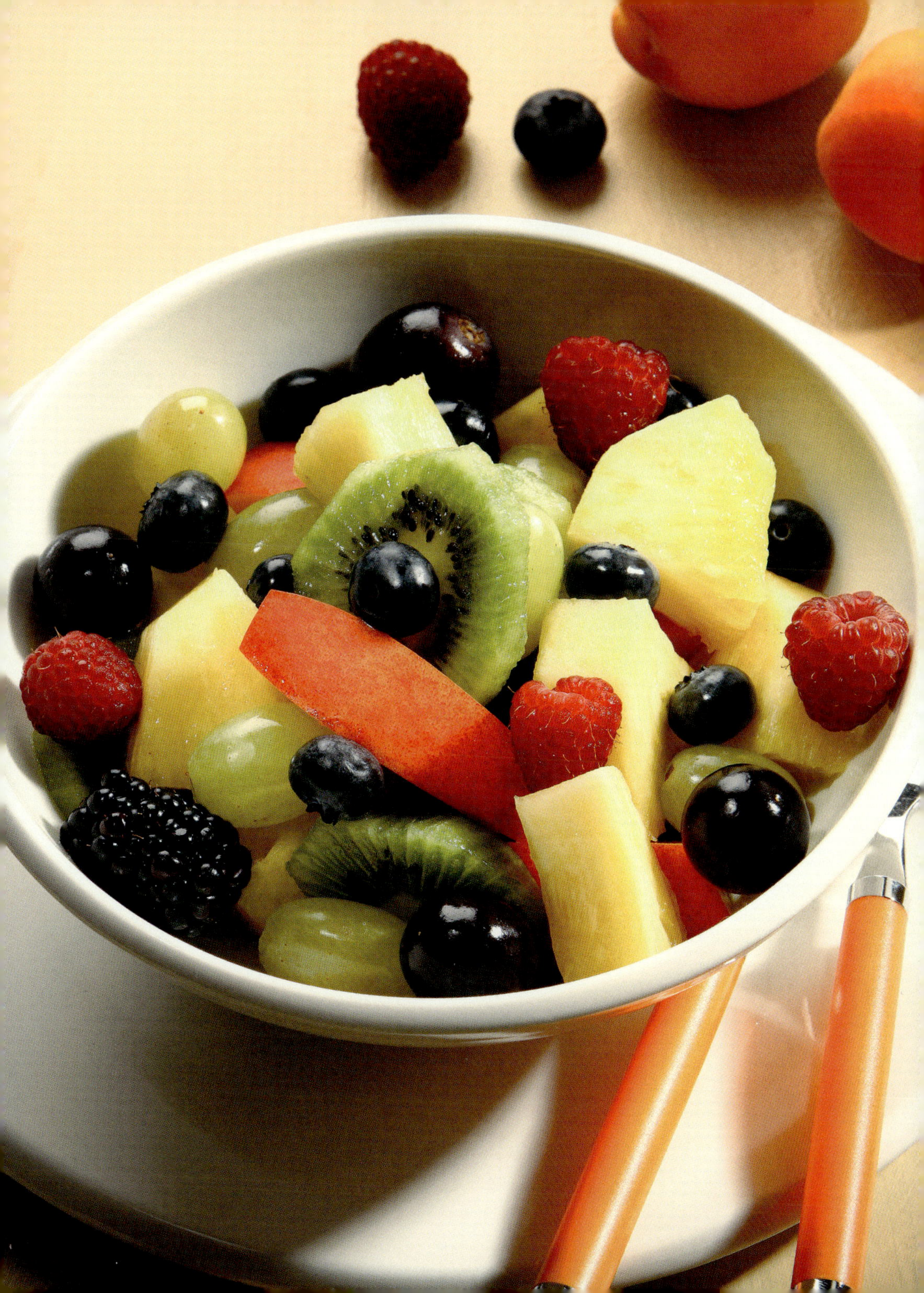

Molkedrink

Zutaten für 2 Gläser
200 ml grüner Tee
1 EL brauner Zucker
200 ml Molke
1 Zitrone

Zubereitung

Grünen Tee aufbrühen. 200 ml davon abfüllen und den Zucker darin schmelzen lassen. Den Tee abkühlen lassen und dann mit der Molke und dem Saft der Zitrone mischen.

Eine Portion enthält:

55 Kilokalorien
1 g Eiweiß
<1 g Fett
12 g Kohlenhydrate
<1 g Ballaststoffe

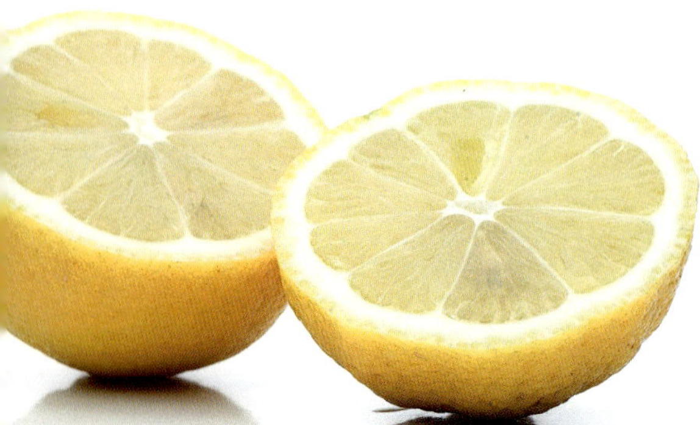

Orangenkefir

Zutaten für 1 Glas
100 ml Kefir
100 ml Orangensaft

Zubereitung

Kefir und Orangensaft in einem Glas mischen.

Eine Portion enthält:

96 Kilokalorien
4 g Eiweiß
2 g Fett
15 g Kohlenhydrate
<1 g Ballaststoffe

Variation

Außerhalb der Vitalfastenzeit schmeckt das Getränk auch mit einer Mischung aus Buttermilch/Orangensaft sehr erfrischend.

Hinweis

In manchen Ländern wird Kefir auch „Getränk der Hundertjährigen" genannt.

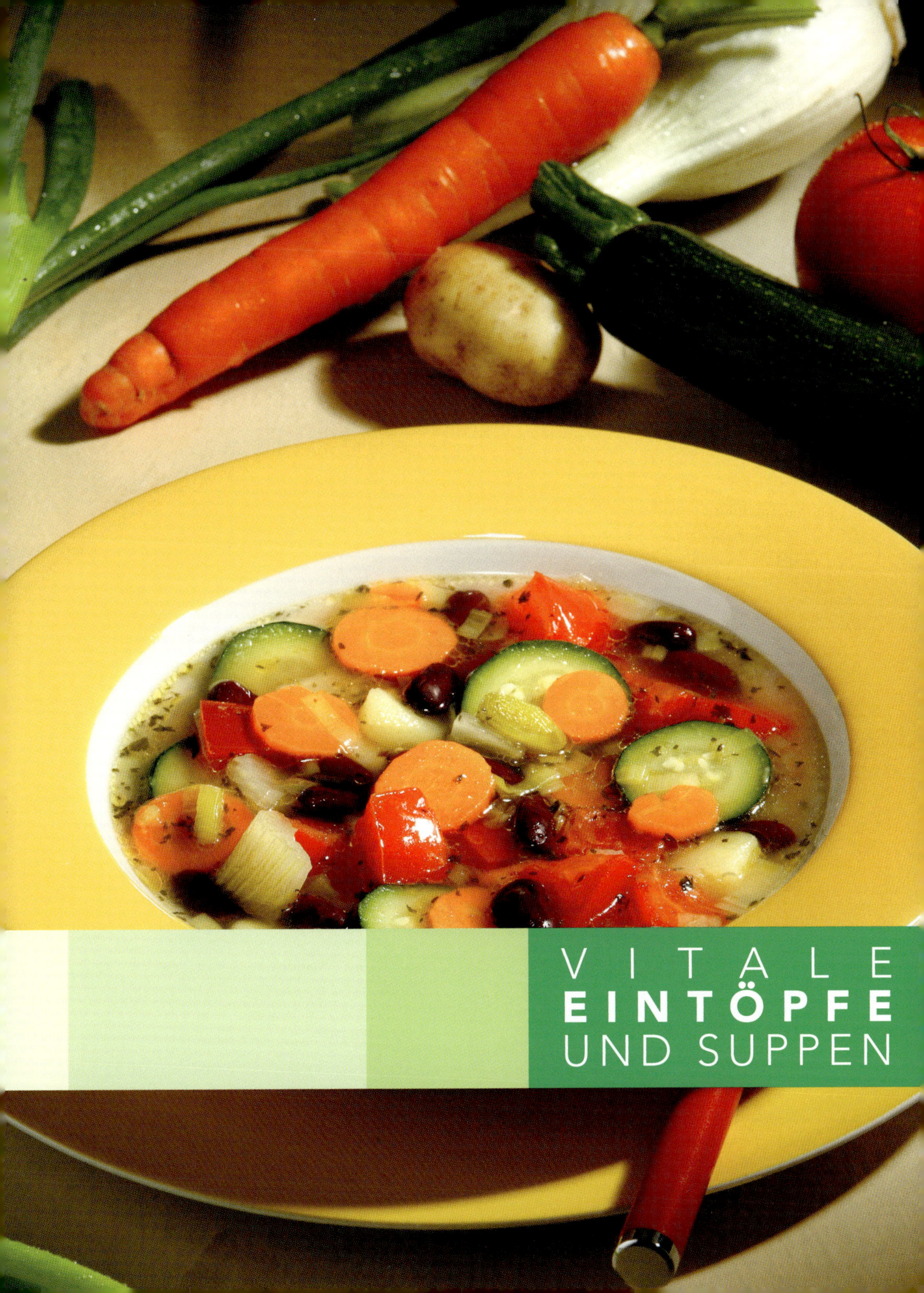

VITALE EINTÖPFE UND SUPPEN

Bunter Gemüsetopf

Zutaten für 2 Portionen
1 gelbe und 1 rote Paprikaschote
200 g Zucchini
200 g Lauchzwiebeln
300 g Kartoffeln
4 EL Rapsöl
500 ml Gemüsebrühe
1 TL Kräutersalz
½ TL Kurkuma
2 Tomaten
1 Handvoll Basilikumblätter (oder Rucola)

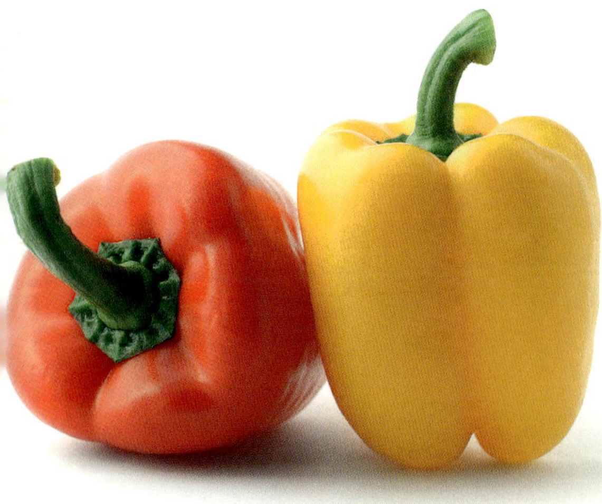

Zubereitung

Gemüse waschen, ggf. schälen und in daumenbreite Stücke schneiden, im Rapsöl anschwitzen und mit der Gemüsebrühe ablöschen.

Kräutersalz und Kurkuma zugeben und den Eintopf zugedeckt 20 Min. köcheln lassen. Tomaten und Basilikum klein schneiden und vor dem Servieren unterrühren.

Eine Portion enthält:
370 Kilokalorien
10 g Eiweiß
22 g Fett
33 g Kohlenhydrate
12 g Ballaststoffe

Tipp

Das Gemüse lässt sich beliebig austauschen (insgesamt 1 kg buntes Gemüse verwenden). Die 200 ml Gemüsebrühe können auch durch Gemüsesaft ersetzt werden, Kurkuma dann weglassen.

Variation

Kohlsuppe

Zucchini durch Weißkohl, Kurkuma durch Kreuzkümmel (Cumin) und Basilikum durch Petersilie ersetzen.

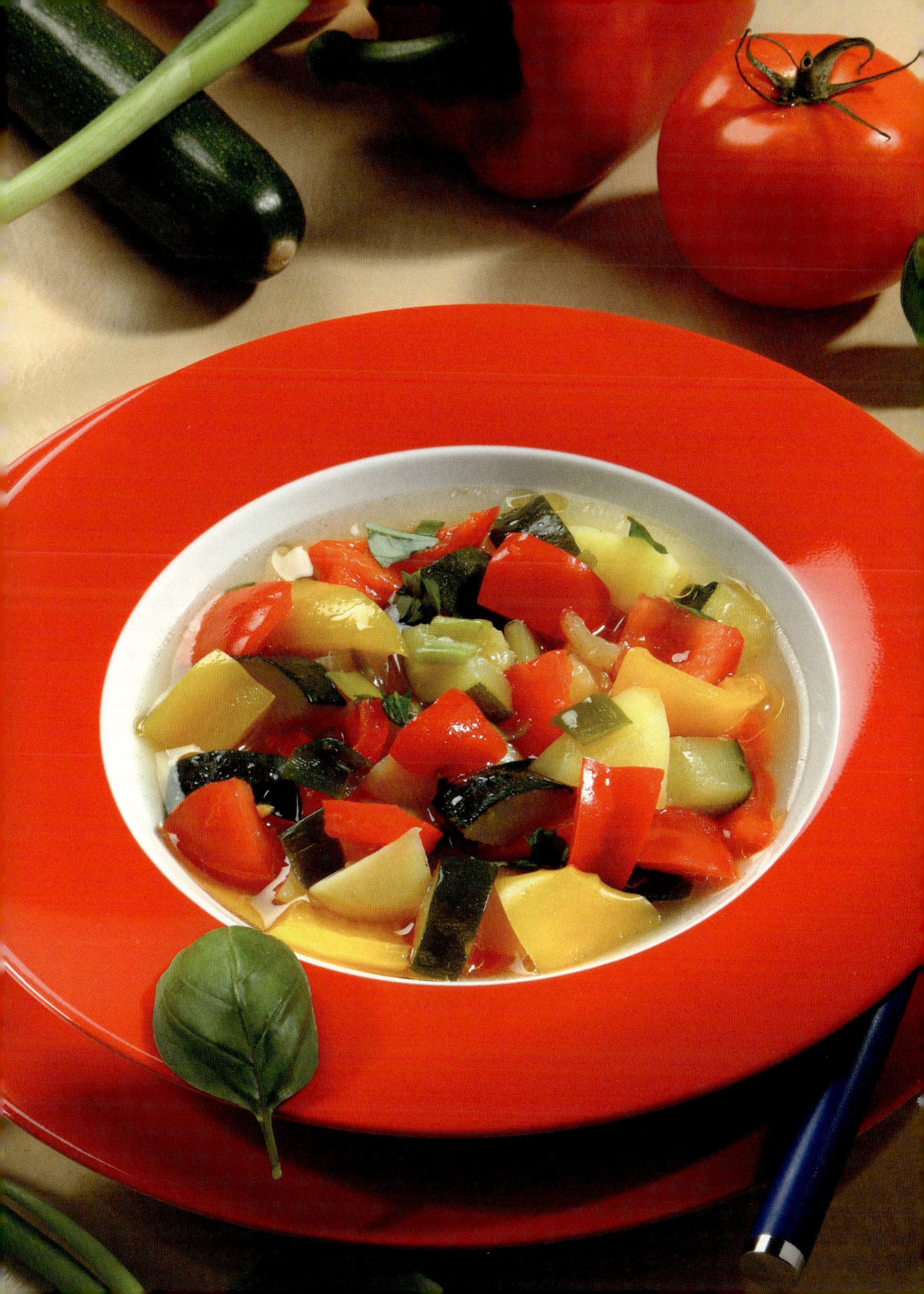

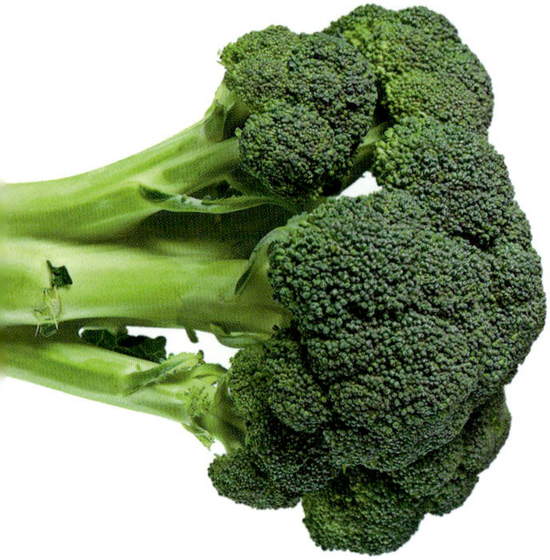

Brokkolisupppe

Zutaten für 2 Portionen
700 ml Wasser
3 gehäufte TL Gemüsebrühpulver
1 TL Kräutersalz
1 Zwiebel
500 g Brokkoli
300 g Kartoffeln

Zubereitung

Das Wasser mit dem Gemüsebrühpulver und Kräutersalz in einem großen Topf erhitzen.

Zwiebel, Brokkoli und Kartoffeln säubern, ggf. schälen und klein schneiden, in die Brühe geben, im geschlossenen Topf aufkochen und dann 20 Minuten leise köcheln lassen. Die fertige Suppe mit einem Pürierstab pürieren.

Eine Portion enthält:

193 Kilokalorien
12 g Eiweiß
2 g Fett
29 g Kohlenhydrate
11 g Ballaststoffe

Tipp

Vor dem Servieren frische Sprossen auf die Suppe streuen.

Variation

Blumenkohlsuppe

Brokkoli durch Blumenkohl ersetzen.

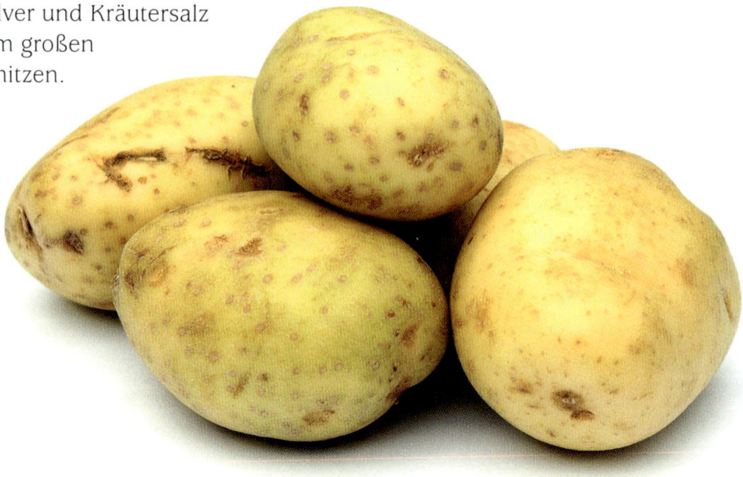

Fenchel-Kartoffel-Suppe

Zutaten für 2 Portionen
1 kleine Zwiebel
200 g Fenchel
250 g Kartoffeln
2 EL Olivenöl
500 ml Wasser
2 gehäufte TL Gemüsebrühpulver
¼ TL Muskatpulver

Zubereitung

Zwiebel, Fenchel und Kartoffeln waschen, ggf. schälen und klein schneiden. Im Olivenöl anschwitzen. Wasser, Gemüsebrühpulver und Muskat zugeben, 20 bis 30 Min. zugedeckt köcheln lassen, dann pürieren.

Eine Portion enthält:

224 Kilokalorien
6 g Eiweiß
11 g Fett
23 g Kohlenhydrate
7 g Ballaststoffe

Variation

Fenchel durch Pastinaken ersetzen.

Zwiebelsuppe

Zutaten für 2 Portionen
200 g Zwiebeln
1 EL Olivenöl
1 TL Mehl („kleine Sünde")
500 ml kräftige Gemüsebrühe
1 TL süßliche Sojasoße

Zubereitung

Die Zwiebeln schälen, halbieren, in Streifen schneiden und im Olivenöl anschwitzen. Das Mehl darüber stäuben und die Gemüsebrühe angießen.

Die Suppe aufkochen, 20 Min. im geschlossenen Topf köcheln lassen und zum Schluss mit der Sojasoße („kleine Minisünde") würzen.

Eine Portion enthält:

97 Kilokalorien
3 g Eiweiß
6 g Fett
7 g Kohlenhydrate
2 g Ballaststoffe

Steckrübeneintopf

Zutaten für 2 Portionen
1 Bund Suppengemüse (etwa 150 g)
1 kleine Zwiebel
3 EL Rapsöl
300 g Steckrübe
200 g Kartoffeln
500 ml Wasser
3 gehäufte TL Gemüsebrühpulver

Zubereitung

Suppengemüse putzen und mit der geschälten Zwiebel klein schneiden. Alles mit dem Rapsöl in einem Topf anschwitzen. Steckrübe und Kartoffeln schälen, in Würfel schneiden, mit dem Wasser und Gemüsebrühpulver zufügen und zugedeckt etwa 20 Min. köcheln lassen. Etwa die Hälfte der Suppe herausnehmen, pürieren und dann in den Topf zurückgeben.

Eine Portion enthält:

324 Kilokalorien
6 g Eiweiß
17 g Fett
25 g Kohlenhydrate
12 g Ballaststoffe

Variation

Kürbiseintopf
Steckrübe durch Kürbis ersetzen.

Grünkohlpfanne

Zutaten für 2 Portionen
1 Zwiebel
150 g Möhren
2 EL Rapsöl
200 g Kartoffeln
100 g Champignons (oder Austernpilze)
½ Glas Grünkohl (330 g)
5 EL Wasser
1 gehäufter TL Gemüsebrühpulver
¼ TL Kurkuma
½ TL Ingwerpulver

Zubereitung

Alle Gemüse waschen, ggf. schälen und in Würfel oder Scheiben schneiden. Zwiebel und Möhren im Rapsöl anschwitzen. Restliche Zutaten zugeben und in geschlossener Pfanne so lange köcheln, bis die Kartoffeln gar sind (etwa 20 Min.).

Eine Portion enthält:

257 Kilokalorien
12 g Eiweiß
12 g Fett
24 g Kohlenhydrate
13 g Ballaststoffe

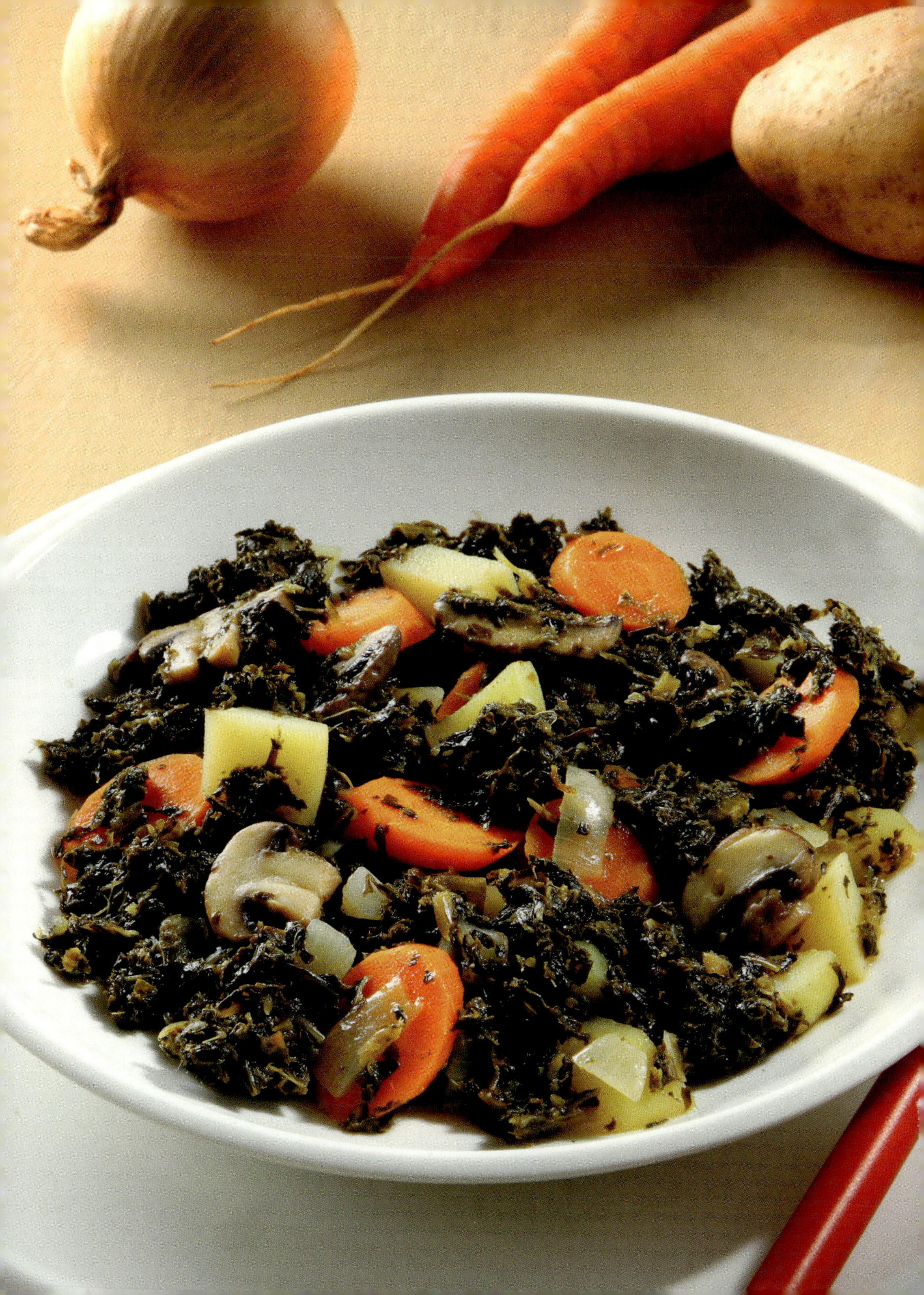

Minestrone
(italienische Gemüsesuppe)

Zutaten für 2 Portionen

- 1 kleine Knoblauchzehe
- 100 g Porree (oder Lauchzwiebeln)
- 2 EL Olivenöl
- 750 ml Gemüsebrühe
- 100 g Kartoffeln
- 100 g Fenchel
- 100 g Möhren
- 1 gehäufter TL getrockneter Oregano
- 1 kleine Dose Kidneybohnen (abgetropft, 250 g)
- 100 g Zucchini
- 200 g Tomaten
- 2 EL Olivenöl zum Würzen

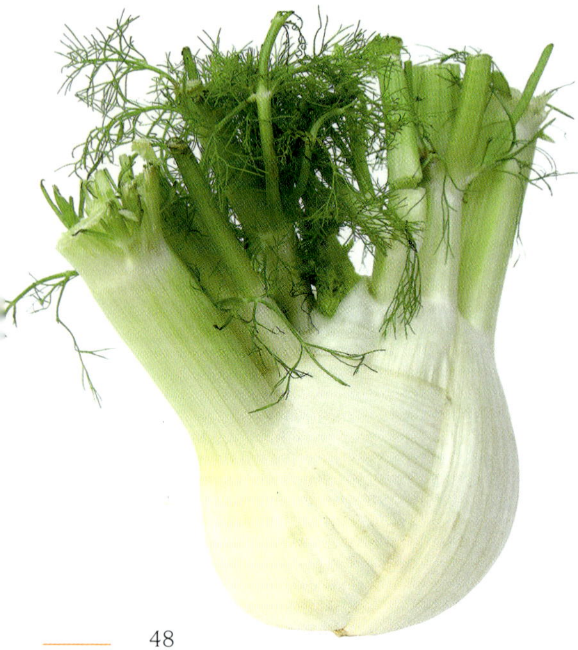

Zubereitung

Den Knoblauch schälen, zerdrücken, den Porree putzen, mit dem Grün in Ringe schneiden und beides in 2 EL Olivenöl anschwitzen, dann mit der Gemüsebrühe ablöschen.

Kartoffeln, Fenchel und Möhren waschen, ggf. schälen, klein schneiden und zusammen mit dem Oregano dazufügen.

10 Min. im geschlossenen Topf köcheln lassen.

Die Kidneybohnen abtropfen und abbrausen, die Zucchini in Scheiben schneiden, beides zugeben und weitere 10 bis 15 Min. köcheln lassen.

Ganz zum Schluss die klein geschnittenen Tomaten zufügen, kurz mit erwärmen und die Minestrone servieren. In jeden Teller Suppe 1 EL Olivenöl einrühren.

Eine Portion enthält:

- 369 Kilokalorien
- 13 g Eiweiß
- 22 g Fett
- 27 g Kohlenhydrate
- 14 g Ballaststoffe

Grüne Gemüsesuppe

Zutaten für 2 Portionen
1 kleine Zwiebel
150 g Knollensellerie
1 EL Margarine
500 ml Wasser
150 g Porree
300 g Kartoffeln
1 Lorbeerblatt
2 Pimentkörner
1 gestrichener TL Salz
etwas Pfeffer
2 Päckchen TK-Petersilie

Zubereitung

Zwiebel und Sellerie schälen, klein schneiden und in der Margarine anschwitzen, dann mit dem Wasser auffüllen.

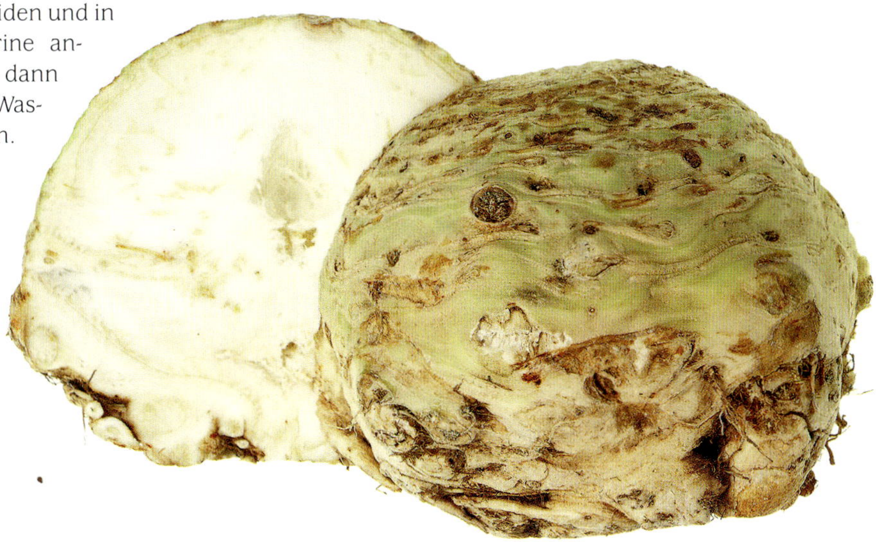

Porree und Kartoffeln ebenfalls putzen bzw. schälen, klein schneiden und mit den Gewürzen (bis auf die Petersilie) zugeben, die Suppe 20 Min. im geschlossenen Topf gar köcheln lassen.

Etwa die Hälfte vom Gemüse mit etwas Kochflüssigkeit und der Petersilie pürieren, anschließend in die Suppe zurückgeben.

Eine Portion enthält:
234 Kilokalorien
7 g Eiweiß
9 g Fett
30 g Kohlenhydrate
7 g Ballaststoffe

Rote-Bete-Kaltschale

Zutaten für 2 Portionen

- 650 g Rote Bete (eingeschweißte, gedämpfte Rote Bete)
- 200 ml Wasser
- 125 g Salatgurke
- 2–3 Lauchzwiebeln
- 200 g Kefir
- 2 EL Zitronensaft
- ½ TL Salz
- etwas Pfeffer
- Dill (TK oder frisch)

Zubereitung

Die vorbereiteten Rote-Bete-Knollen in dem Wasser pürieren. Die Salatgurke schälen, grob raspeln, von den Lauchzwiebeln nur das Grün in dünne Ringe schneiden. Alle Zutaten verrühren und die Suppe für mindestens 2 Stunden in den Kühlschrank stellen.

Auf jeden Teller Suppe etwas Dill streuen.

Eine Portion enthält:

- 148 Kilokalorien
- 9 g Eiweiß
- 2 g Fett
- 25 g Kohlenhydrate
- 7 g Ballaststoffe

Sauerkrautsuppe

Zutaten für 3 Portionen

- 2 Zwiebeln
- 2 EL Olivenöl
- 500 g Kartoffeln
- 1 Dose Pizzatomaten (400 g)
- 1 kleine Dose Sauerkraut (300 g)
- 500 ml Wasser
- 3 gehäufte TL Gemüsebrühpulver
- 2 TL Paprikapulver edelsüß
- etwas Pfeffer

Zubereitung

Die Zwiebeln schälen, klein schneiden und im Olivenöl kurz und kräftig anschwitzen.

Die Kartoffeln schälen und in daumendicke Würfel schneiden, mit den restlichen Zutaten zugeben und die Suppe etwa 45 Min. im geschlossenen Topf köcheln.

Eine Portion enthält:

- 250 Kilokalorien
- 8 g Eiweiß
- 8 g Fett
- 23 g Kohlenhydrate
- 6 g Ballaststoffe

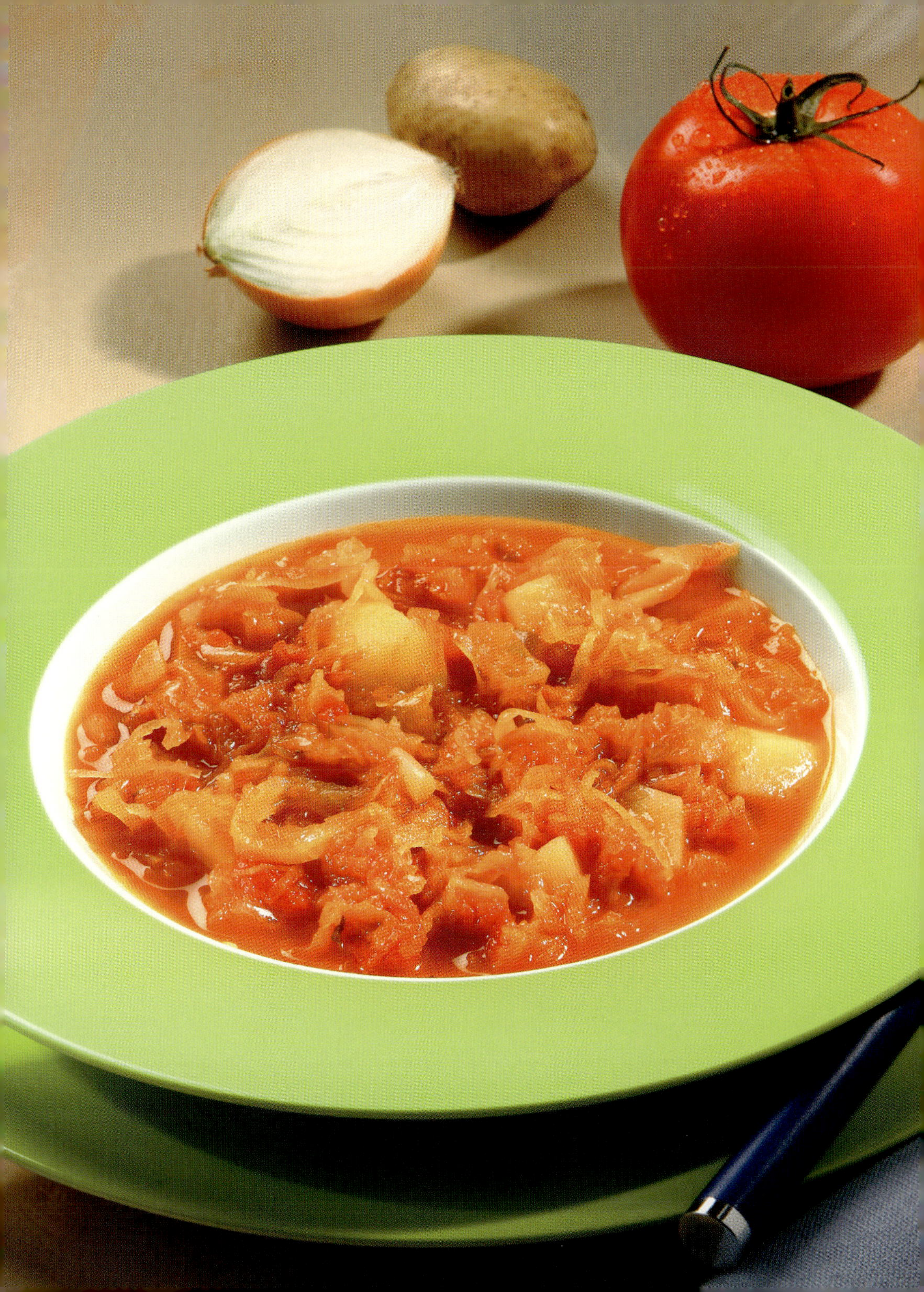

Möhren-Kartoffel-Suppe

Zutaten für 2 Portionen
1 Zwiebel
2 EL Olivenöl
300 g Möhren
300 g Kartoffeln
500 ml Gemüsebrühe
½ TL Kurkuma
schwarzer Pfeffer

Zubereitung

Die Zwiebel schälen, klein schneiden und im Olivenöl anschwitzen.

Möhren und Kartoffeln schälen, klein schneiden, mit der Gemüsebrühe und dem Kurkuma zugeben. Alles zugedeckt 20 Min. köcheln lassen.

2 Suppenkellen voll Gemüse herausnehmen, den Rest der Suppe pürieren und das Gemüse wieder zugeben.

Die Suppe portionsweise mit schwarzem Pfeffer bestreuen.

Eine Portion enthält:
249 Kilokalorien
6 g Eiweiß
11 g Fett
15 g Kohlenhydrate
8 g Ballaststoffe

Tipp

Außerhalb der Vitalfastenzeit vor dem Servieren 100 g Schmand in die Suppe rühren.

Variation

Die Hälfte der Möhren durch Kohlrabi ersetzen.

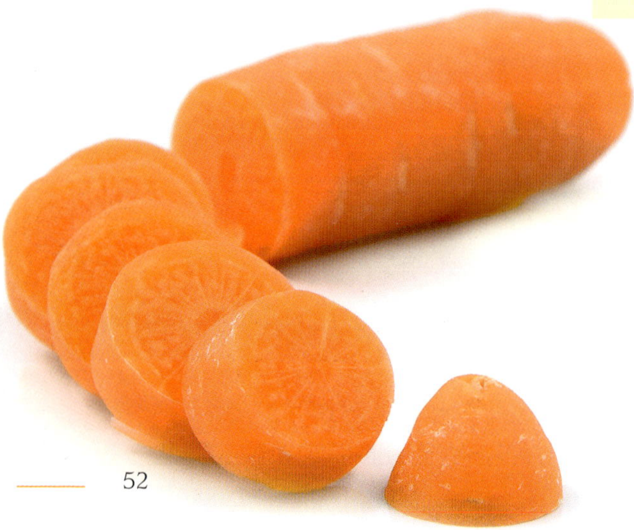

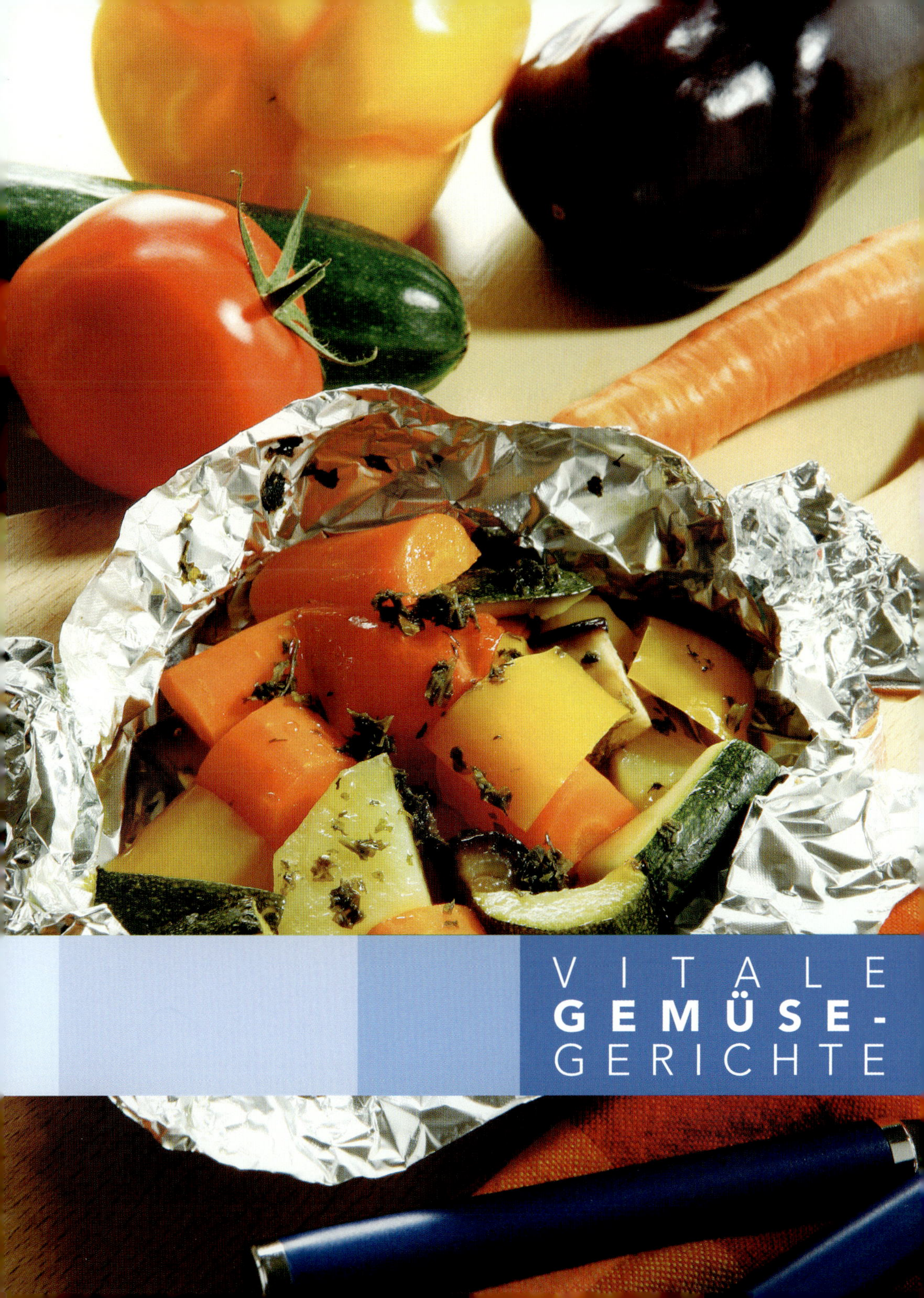

VITALE GEMÜSE-GERICHTE

Asia-Gemüse

Zutaten für 4 Portionen
2 Zwiebeln
150 g Möhren
1 gelbe Paprikaschote
3 EL Rapsöl
150 g Zucchini
100 g Champignons
2 EL süßliche Sojasoße
1 EL Zitronensaft
½ TL Salz
etwas Pfeffer

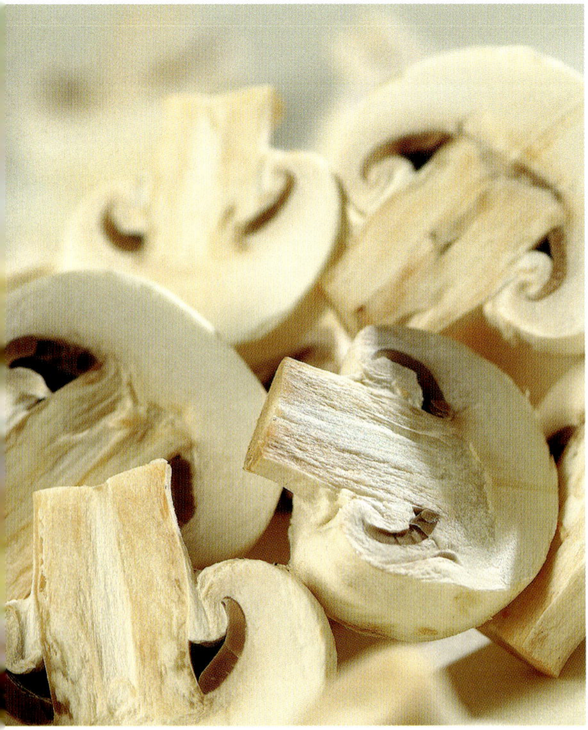

Zubereitung

Die Zwiebeln in Ringe, die Möhren in Scheiben und die Paprika in Streifen schneiden, alles zusammen im Rapsöl anschwitzen und etwa 10 Min. im geschlossenen Topf schmoren.

Anschließend die Zucchini in Scheiben und die Champignons zugeben und einige Minuten mitschmoren.

Zum Schluss die Gewürze unterrühren.

Eine Portion enthält:

248 Kilokalorien
7 g Eiweiß
19 g Fett
13 g Kohlenhydrate
9 g Ballaststoffe

Tipp

Außerhalb der Vitalfastenzeit noch 1 EL Sesam zugeben.

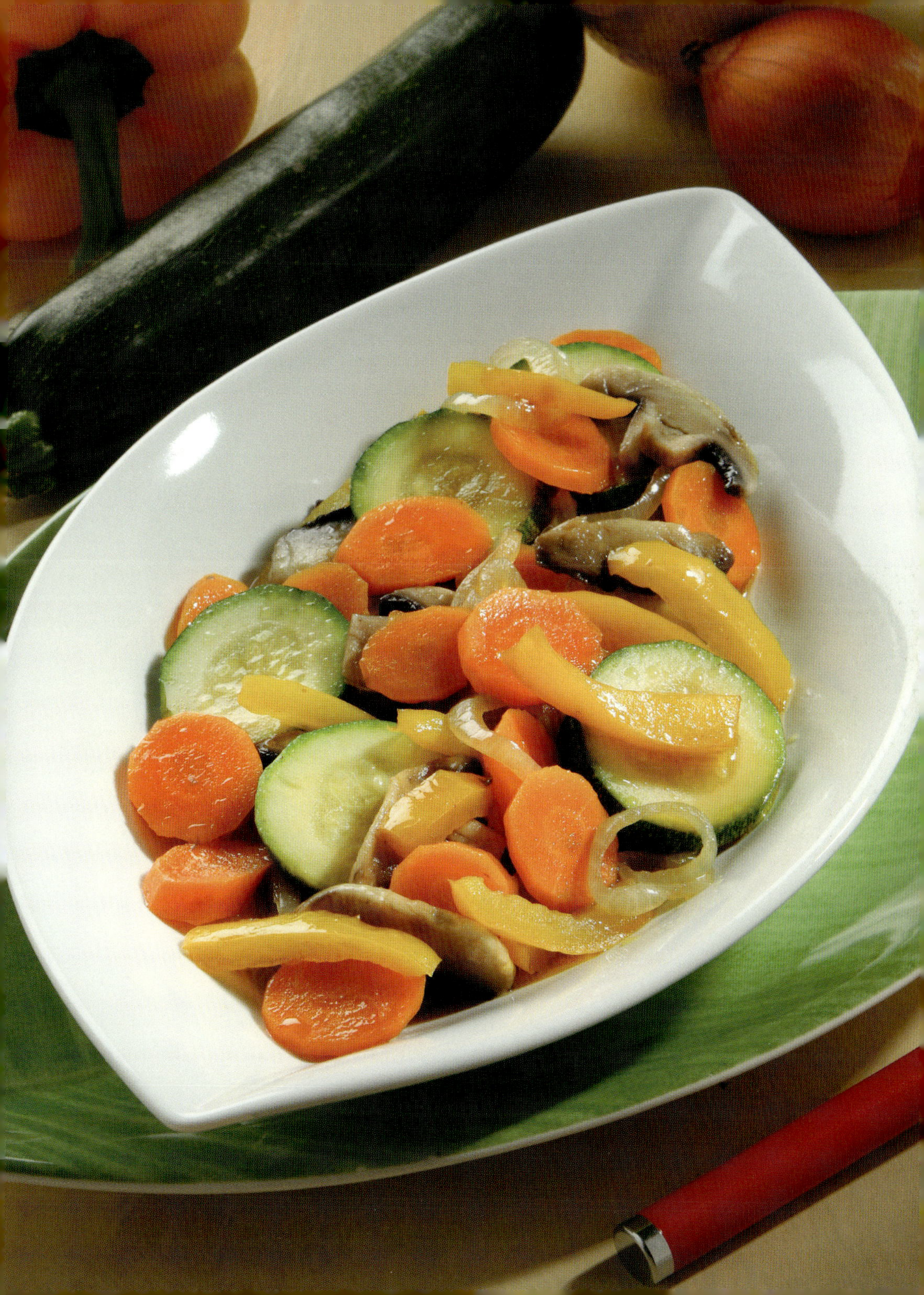

Apfelsauerkraut

Zutaten für 4 Portionen
2 EL Margarine
1 große Zwiebel
250 g süßliche Äpfel
1 große Dose mildes Weinsauerkraut (810 g)
500 ml Apfelsaft
2 gehäufte TL Gemüsebrühpulver
2 gestrichene TL Ingwerpulver

Zubereitung

Margarine in einem Topf erhitzen, klein geschnittene Zwiebel und Äpfel darin anschwitzen.

Die übrigen Zutaten zugeben und das Sauerkraut etwa 30 Min. im geschlossenen Topf weich köcheln.

Eine Portion enthält:

210 Kilokalorien
5 g Eiweiß
10 g Fett
22 g Kohlenhydrate
6 g Ballaststoffe

Tipp

Außerhalb der Vitalfastenzeit mit dem Apfelsaft 4 EL süßliche Sojasoße zugeben.

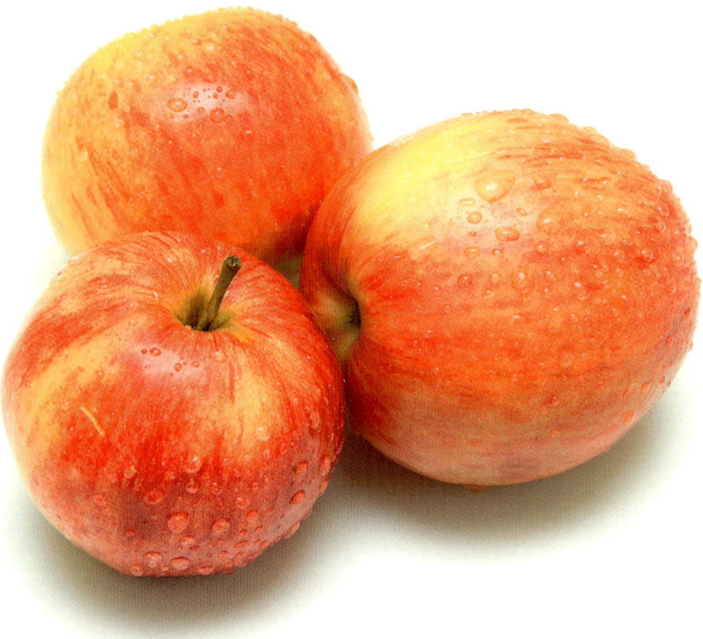

Auberginengemüse

auf Sizilien als „Caponata" bekannt und beliebt

Zutaten für 3 Portionen
1 Zwiebel
1 Knoblauchzehe
1 Stange Staudensellerie
1 Aubergine (300 g)
5 EL Olivenöl
100 ml Wasser
2 EL Rotweinessig
10 schwarze Oliven (mit Stabilisator Eisengluconat)
1 EL Rosinen
¾ TL Salz
2 Tomaten
2 EL TK-Basilikum
3 TL Olivenöl zum Würzen

Zubereitung

Die Zwiebel klein schneiden, den Knoblauch zerdrücken, den Staudensellerie in schmale Spalten und die Aubergine in geviertelte Scheiben schneiden, dann zusammen in 5 EL Olivenöl (große Pfanne) anschwitzen.

Oliven und Rosinen klein schneiden, mit dem Wasser, Essig und Salz zu dem Gemüse geben und in geschlossener Pfanne 15 Min. köcheln lassen.

Ganz zum Schluss die klein geschnittenen Tomaten und das Basilikum unterrühren und nur kurz mit erhitzen.

Eine Portion enthält:

182 Kilokalorien
3 g Eiweiß
15 g Fett
8 g Kohlenhydrate
6 g Ballaststoffe

Tipp

Caponata schmeckt warm oder kalt.

Außerhalb der Vitalfastenzeit 4 der 10 Oliven durch 1 EL Kapern ersetzen, die man schön klein schneidet.

Jede Portion mit 1 TL Olivenöl beträufeln (entspricht pro Portion 10 g Fett oder 90 kcal zusätzlich).

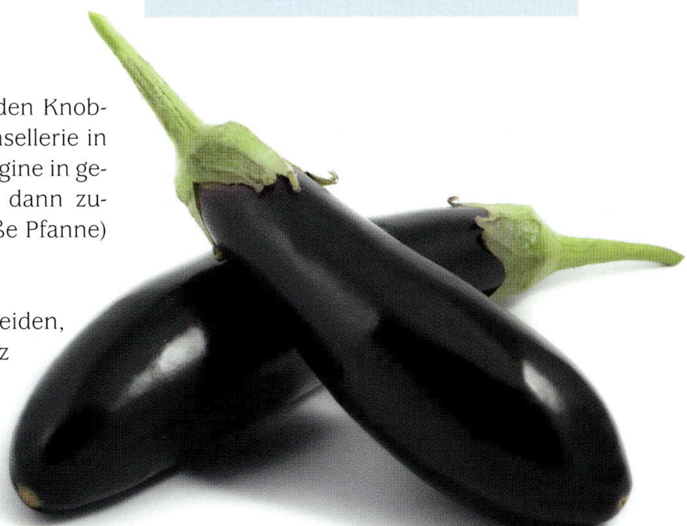

Blattspinat

Zutaten für 2 Portionen
1 große Zwiebel
2 EL Olivenöl
400–450 g TK-Blattspinat
100 ml Wasser
1 gehäufter TL Gemüsebrühpulver
¼ TL Muskatpulver
etwas schwarzer Pfeffer

Eine Portion enthält:

137 Kilokalorien
6 g Eiweiß
11 g Fett
3 g Kohlenhydrate
5 g Ballaststoffe

Zubereitung

Die Zwiebel in Ringe schneiden und im Öl etwas bräunen. Aufgetauten Spinat, Wasser und Gewürze zugeben und den Spinat im geschlossenen Topf schmoren (etwa 10 Min.). Vor dem Servieren mit Pfeffer bestreuen.

Variation

Blattspinat mediterran

75 g in Öl eingelegte getrocknete Tomaten mit einem scharfen Messer möglichst klein schneiden.

Die Tomatenwürfel mit 2 zerdrückten Knoblauchzehen und 2 EL Olivenöl unter den fertig gedämpften Spinat rühren und sofort servieren.

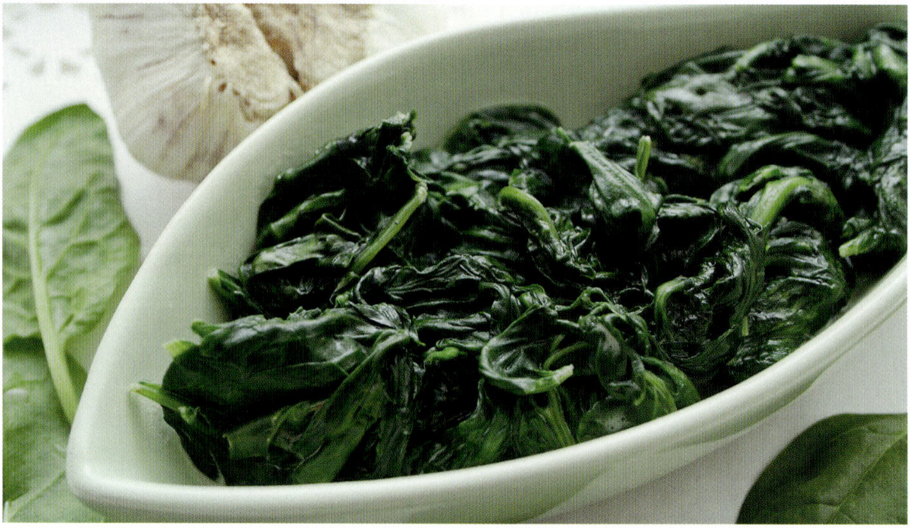

Bohnen-Tomaten-Gemüse

Zutaten für 4 Portionen
2 Zwiebeln
2 EL Olivenöl
1 kleine Dose Pizzatomaten (400 g)
etwa 450 g grüne Bohnen (aus der Dose abgetropft oder frisch gedämpft)
1 TL Bohnenkraut
½ TL Salz

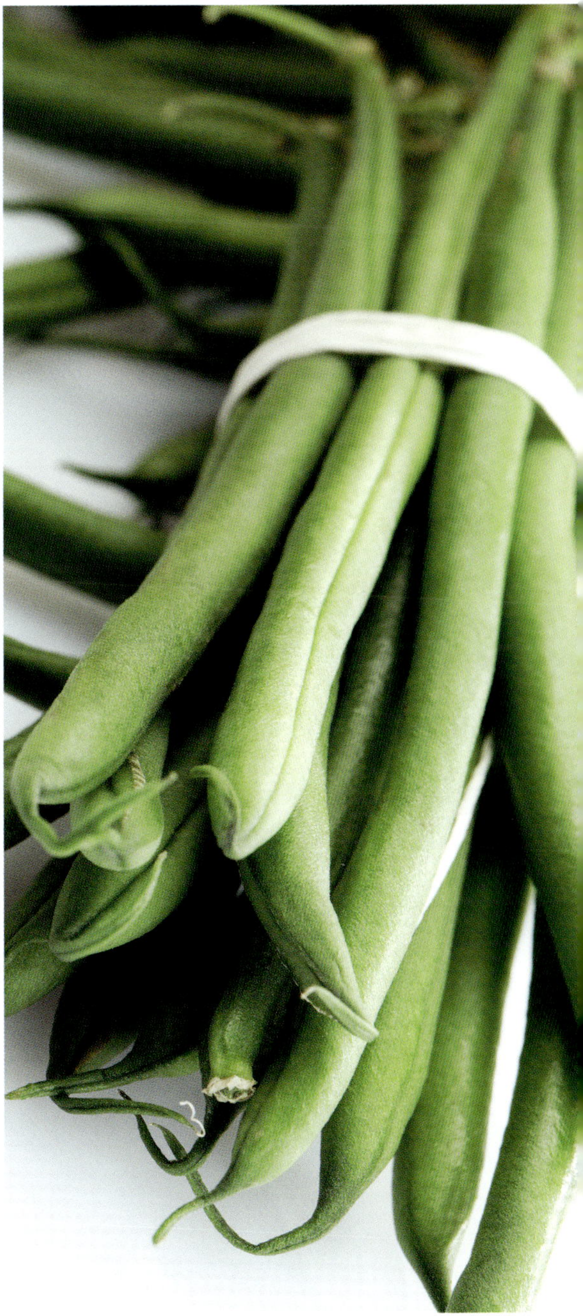

Zubereitung

Die Zwiebeln klein schneiden und in 2 EL Olivenöl bräunen. Die restlichen Zutaten zugeben und kurz erhitzen.

Eine Portion enthält:

108 Kilokalorien
3 g Eiweiß
6 g Fett
10 g Kohlenhydrate
5 g Ballaststoffe

Tipp

Ein Rest schmeckt am nächsten Tag noch als Salat.

Gefüllte Paprika

Zutaten für 4 Portionen
400 g Kartoffeln
50 g Lauchzwiebelgrün
1 Tomate
1 TL Kräutersalz
etwas Pfeffer
½ Päckchen TK-Petersilie
4 bunte Paprikaschoten
100 ml Wasser

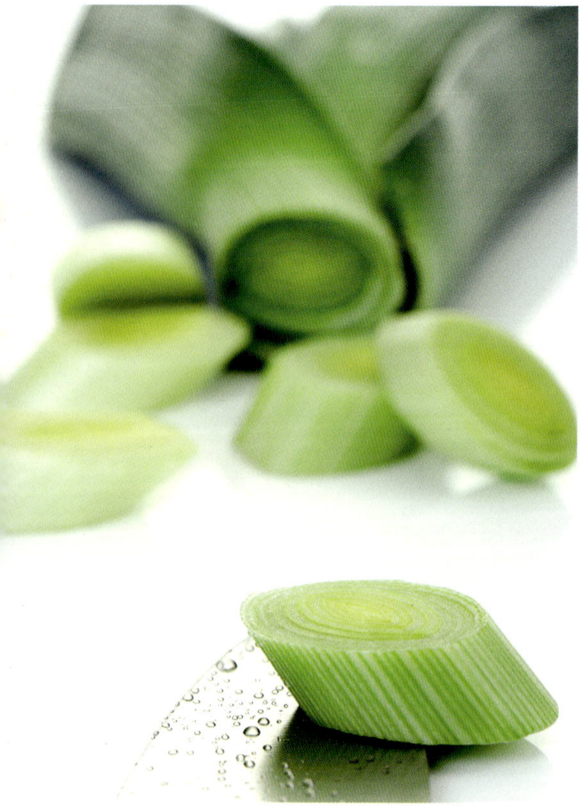

Zubereitung

Pellkartoffeln kochen, pellen und zerstampfen. Das Lauchzwiebelgrün in Ringe schneiden, die Tomate entkernen und klein schneiden.

Das klein geschnittene Gemüse mit den Gewürzen unter die Kartoffeln mischen.

Von den Paprikaschoten Deckel abschneiden, die Schoten mit dem Püree füllen, die Paprikadeckel auflegen und so in eine Auflaufform setzen.

Das Wasser angießen und die Schoten zuerst bei 200 °C 30 Min. abgedeckt, dann 15 Min. offen im Heißluftherd backen.

Eine Portion enthält:

110 Kilokalorien
5 g Eiweiß
1 g Fett
21 g Kohlenhydrate
8 g Ballaststoffe

Tipp

Dazu passt Tomaten-Salsa (s. S. 95) oder Pilzragout (s. S. 76).

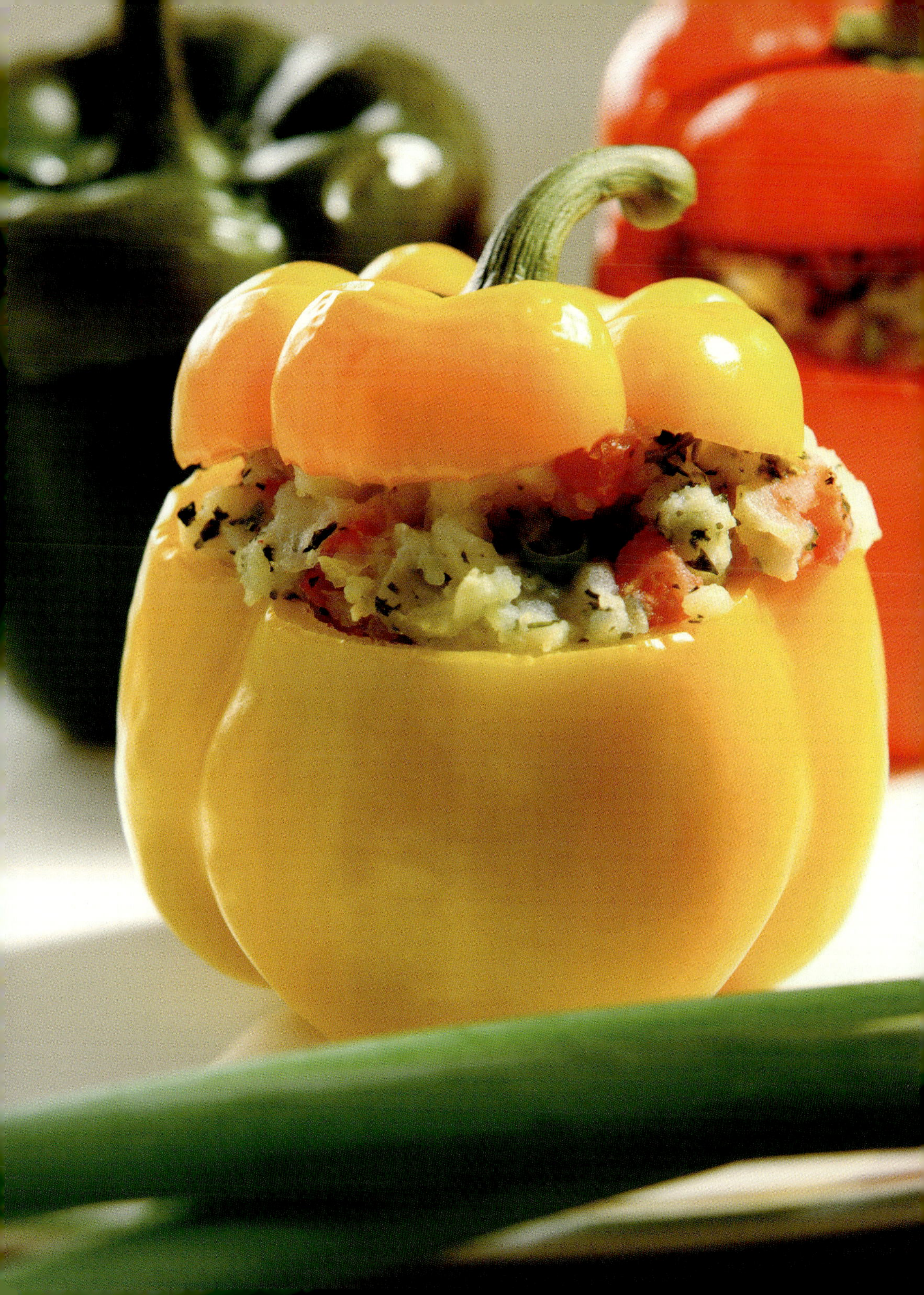

Gemüse-Curry

Zutaten für 3 Portionen
1 große Zwiebel
1 Knoblauchzehe
1 TL Kurkuma
1 TL Curry
3 EL Olivenöl
250 ml Wasser
1 gehäufter TL Gemüsebrühpulver
½ TL Ingwerpulver
500 g TK-Blumenkohl
300 g Möhren
1 kleine Dose grüne Bohnen (Abtropfgewicht 220 g)

Zubereitung

Die Zwiebel klein schneiden, den Knoblauch zerdrücken, beides mit Kurkuma und Curry im Olivenöl anschwitzen.

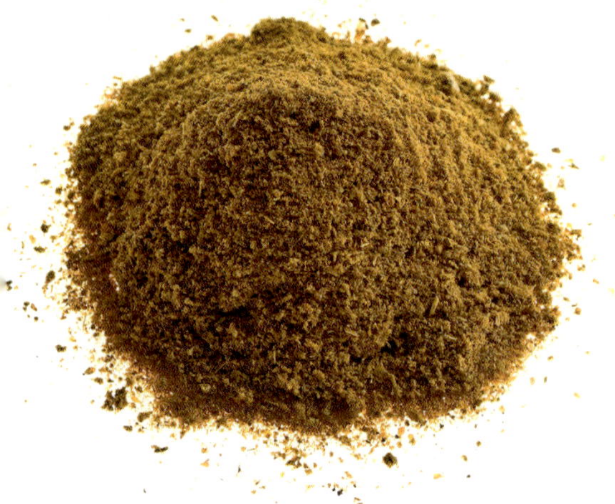

Wasser, Gemüsebrühpulver und Ingwerpulver zugeben.

Den Blumenkohl etwas kleiner, die Möhren in schräge Scheiben schneiden, Gemüse in die Soße geben und 15 Min. im geschlossenen Topf köcheln lassen.

Die abgetropften Bohnen zufügen, alles zusammen noch einige Minuten köcheln lassen.

Eine Portion enthält:

205 Kilokalorien
6 g Eiweiß
11 g Fett
11 g Kohlenhydrate
9 g Ballaststoffe

Tipp

Schneller geht es, indem Sie Blumenkohl, Möhren und Bohnen durch 1 kg TK-Mischgemüse ersetzen.

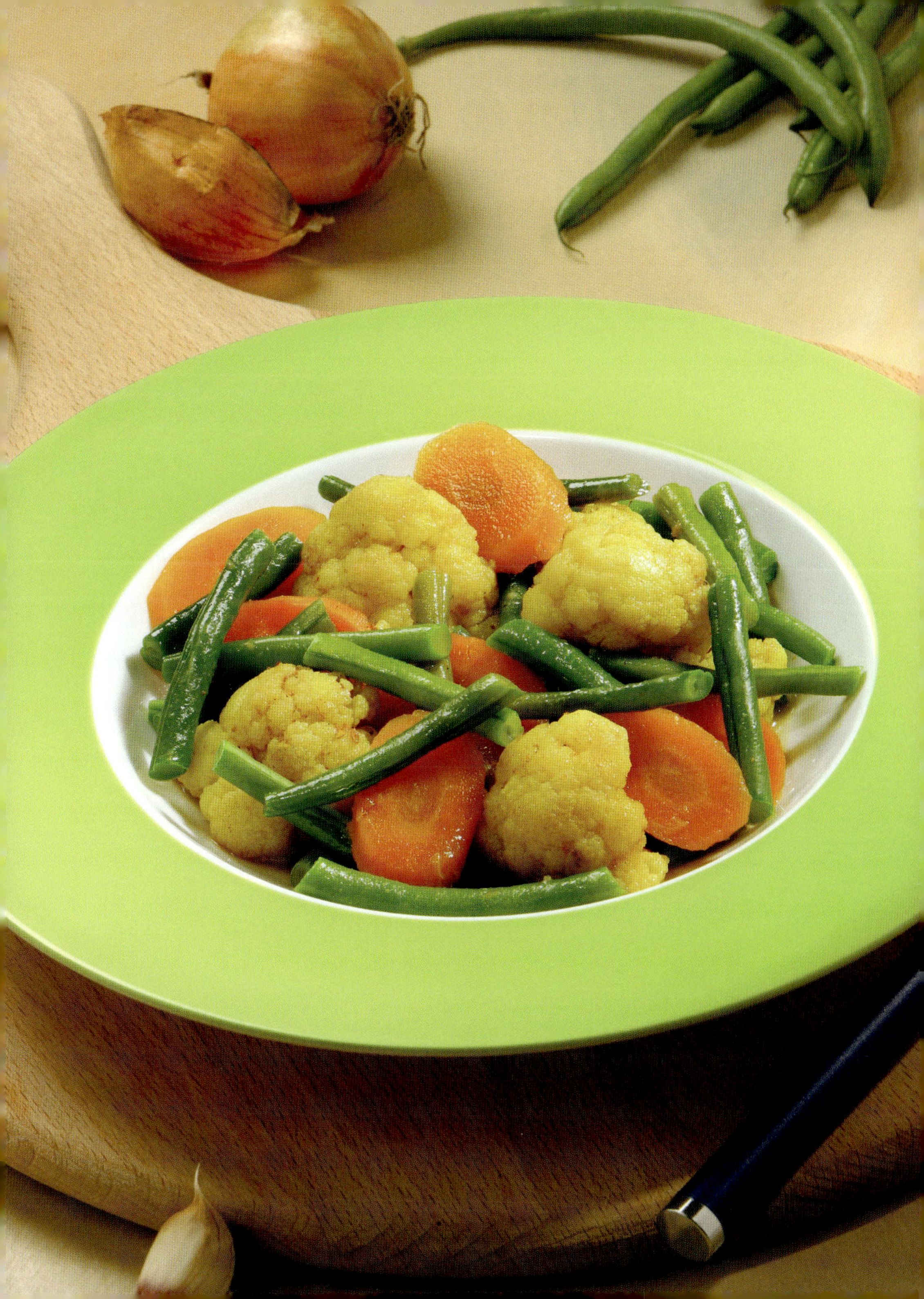

Gebratene Austernpilze

Zutaten für 2 Portionen
200 g große Austernpilzköpfe
2 EL Margarine
Salz
Pfeffer

Eine Portion enthält:

109 Kilokalorien
2 g Eiweiß
9 g Fett
<1g Kohlenhydrate
5 g Ballaststoffe

Tipp

Diese Pilze schmecken als kurz gebratene Beilage oder auch kalt auf einem Salat.

Zubereitung

Die Margarine in einer beschichteten Pfanne erhitzen. Die Austernpilzköpfe von beiden Seiten in der heißen Margarine anbraten, zum Schluss etwas salzen und pfeffern.

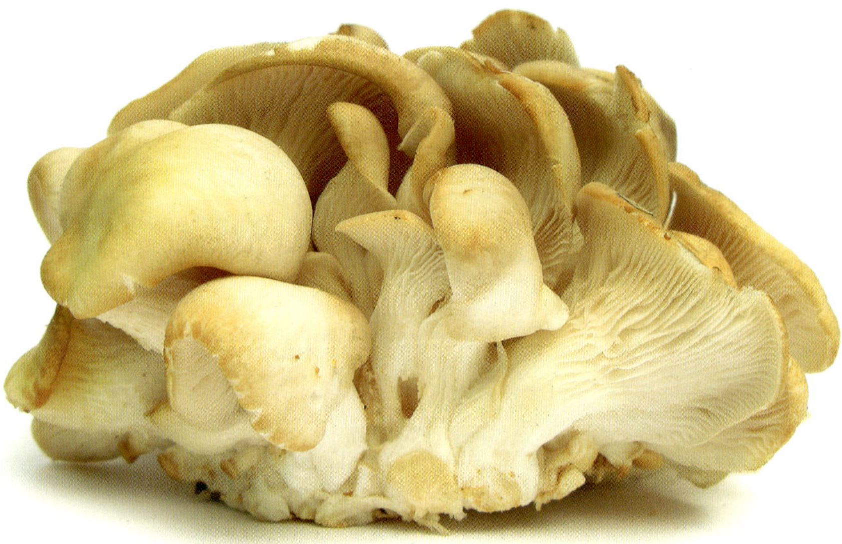

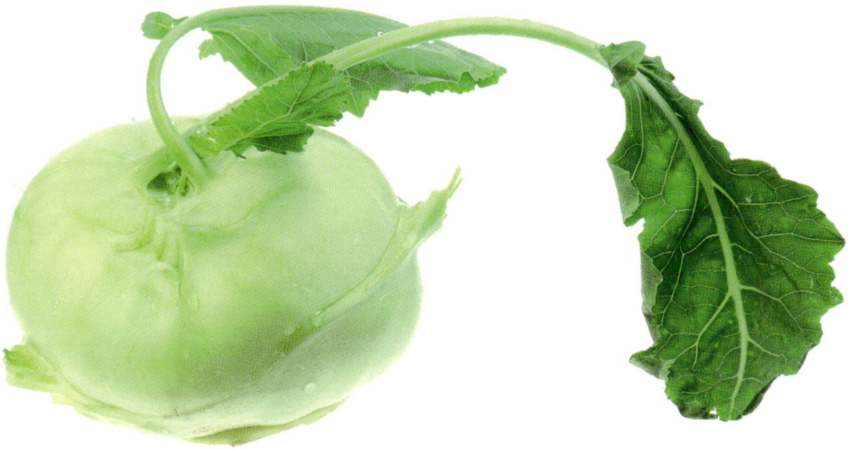

Gemüseschnitzel

Zutaten für 4 Stück
1 Kohlrabi (400 g, oder Sellerie oder Steckrübe)
etwa 50 ml Wasser
25 g Vollkornmehl („kleine Sünde“)
½ TL Kurkuma
¼ TL Salz
etwas Pfeffer
2 EL Margarine

Zubereitung

Den Kohlrabi in knapp 1 cm dicke Scheiben schneiden.

4 schöne Kohlrabischeiben aussuchen und mit dem Wasser im geschlossenen Topf etwa 5 Min. dämpfen (die Scheiben sollen noch bissfest sein), dann abtropfen lassen.

Mehl und Gewürze auf einem Teller verschlagen.

Die Kohlrabischeiben kurz abbrausen, tropfnass im Mehl wenden und dann in der Margarine von beiden Seiten kurz und kräftig braun braten.

Eine Portion enthält:
116 Kilokalorien
3 g Eiweiß
8 g Fett
8 g Kohlenhydrate
2 g Ballaststoffe

Tipp

Außerhalb der Vitalfastenzeit Preiselbeerkompott dazu reichen.

Gemüsespieße

Zutaten für 6 Spieße
6 Holzspieße
18 Kirschtomaten
6 Champignons
1 kleine Zucchini
3 EL Olivenöl
1 EL Zitronensaft
¼ TL Salz
1 TL gerebelter Rosmarin
etwas Pfeffer

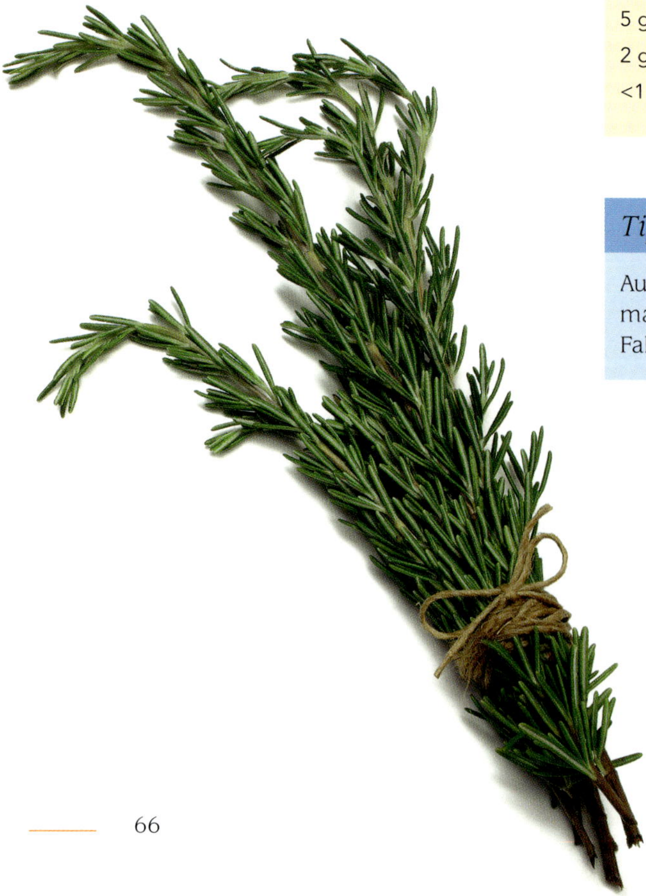

Zubereitung

Pilze halbieren, Zucchini in Scheiben schneiden und beide abwechselnd mit den Tomaten auf die Spieße stecken.

Öl, Zitronensaft, Salz und Pfeffer mischen, das Gemüse damit bepinseln und mit dem Rosmarin bestreuen.

Die Spieße können gebraten oder gegrillt werden.

Eine Portion (1 Spieß) enthält:

56 Kilokalorien
1 g Eiweiß
5 g Fett
2 g Kohlenhydrate
<1 g Ballaststoffe

Tipp

Außerhalb der Vitalfastenzeit kann man vegetarische Hackbällchen oder Falafel mit aufstecken.

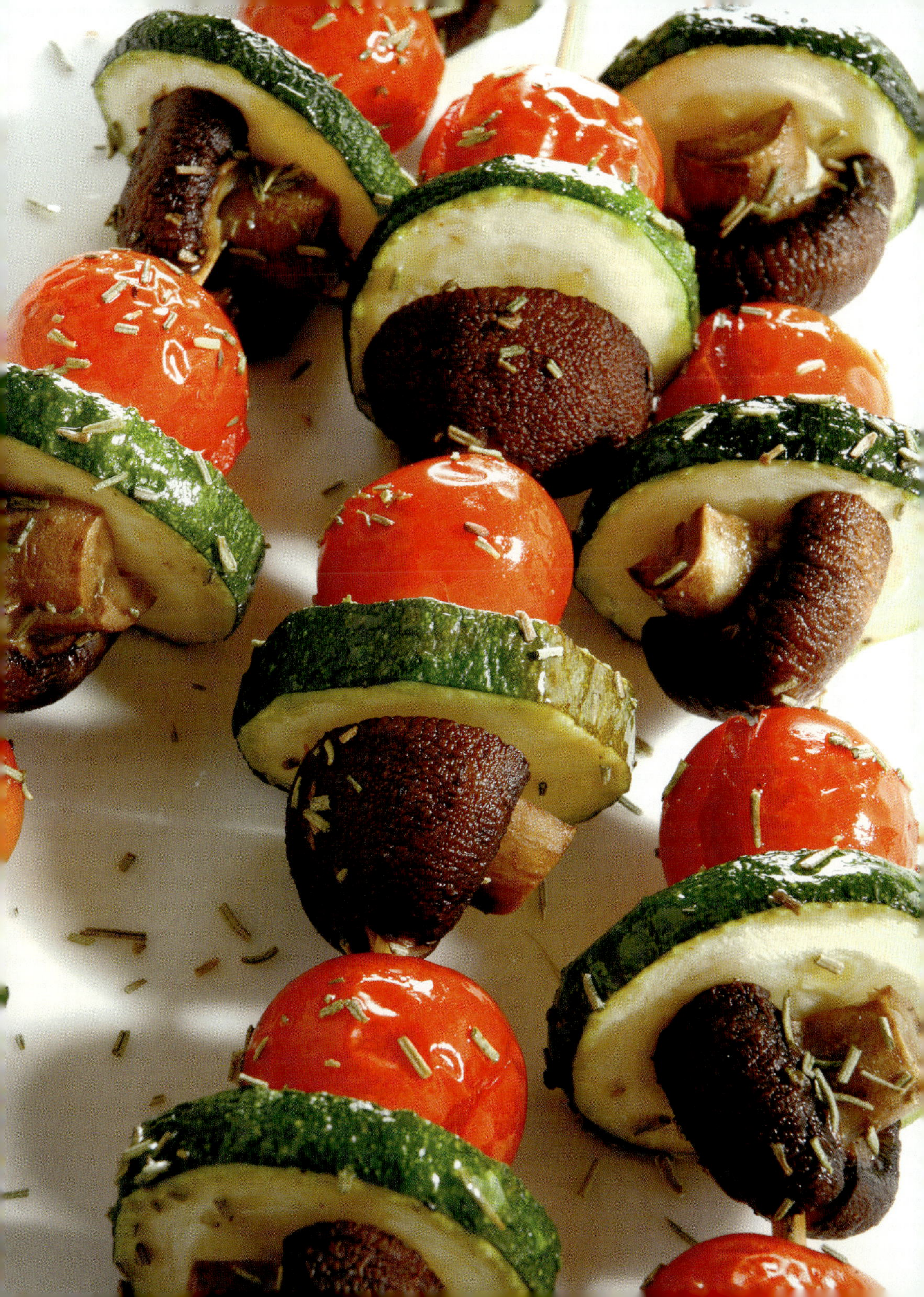

Grünkohlgemüse

Zutaten für 2 Portionen
1 kleine Zwiebel
4 EL Rapsöl
½ Glas Grünkohl (330 g)
½ TL Gemüsebrühpulver
50 ml Orangensaft
50 g Schmand („kleine Sünde")

Zubereitung

Die Zwiebel klein schneiden und im Rapsöl anschwitzen.

Die restlichen Zutaten zugeben und den Kohl 15 Min. im geschlossenen Topf köcheln lassen.

Vor dem Servieren den Schmand unterrühren.

Eine Portion enthält:

319 Kilokalorien
8 g Eiweiß
28 g Fett
9 g Kohlenhydrate
8 g Ballaststoffe

Tipp

Schmeckt auch ohne Zwiebel, Rapsöl jedoch trotzdem zugeben!

Kümmelmöhren

Zutaten für 2 Portionen
500 g Möhren
½ TL Salz
½ TL Cumin (gemahlener Kreuzkümmel)
etwa 50 ml Wasser
2 EL Rapsöl

Zubereitung

Die Möhren in schräge etwa daumendicke Scheiben schneiden und mit den übrigen Zutaten zugedeckt in wenig Wasser dämpfen, bis die Möhren gar, aber noch bissfest sind.

Vor dem Servieren das Rapsöl unterrühren.

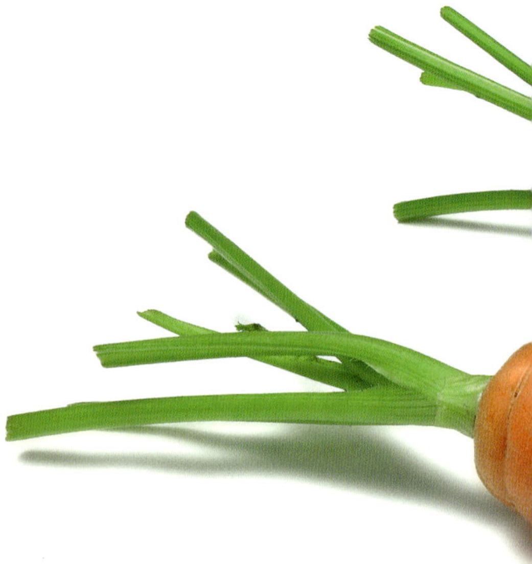

Eine Portion enthält:

135 Kilokalorien
2 g Eiweiß
10 g Fett
8 g Kohlenhydrate
8 g Ballaststoffe

Tipp

Besonders lecker: Rapsöl mit Butteraroma, zum Beispiel Albaöl verwenden. Außerhalb der Vitalfastenzeit können Sie das Rapsöl auch durch 20 g Butter ersetzen.

Variation

Die Möhren durch Pastinaken ersetzen.

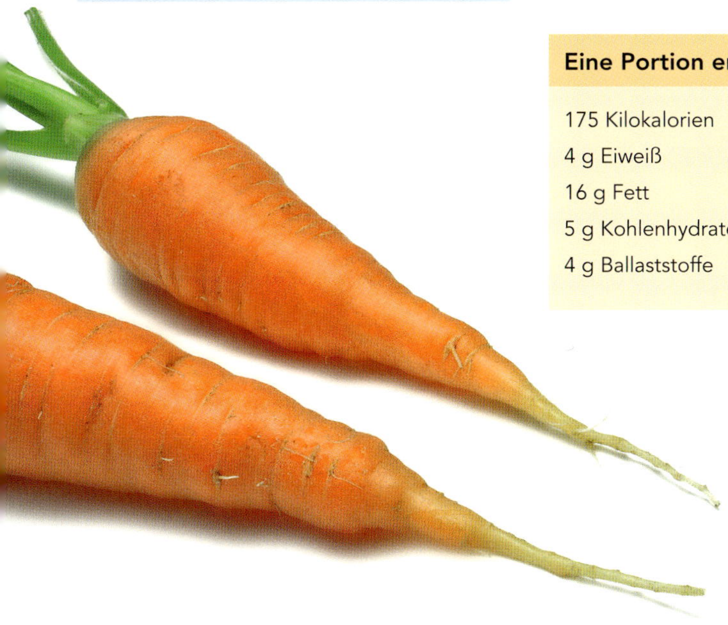

Kurkuma-Lauch-Gemüse

Zutaten für 2 Portionen

300 g Porree
½ TL Gemüsebrühpulver
½ TL Kurkuma
5 EL Wasser
3 EL Olivenöl
etwas Pfeffer

Zubereitung

Den Porree in grobe Stücke schneiden und mit dem Wasser, Olivenöl, Gemüsebrühpulver und Kurkuma im geschlossenen Topf dämpfen.

Vor dem Servieren mit Pfeffer bestreuen.

Eine Portion enthält:

175 Kilokalorien
4 g Eiweiß
16 g Fett
5 g Kohlenhydrate
4 g Ballaststoffe

Ofengemüse

Zutaten für 2 Portionen
1 Zwiebel
200 g Kartoffeln
1 kleine Möhre (etwa 50 g)
1 kleines Stück Zucchini (etwa 50 g)
1 kleines Stück Aubergine (etwa 50 g)
1 Tomate
½ gelbe Paprikaschote
Aluminiumfolie
Salz
Pfeffer
frische Kräuter
2 EL Olivenöl

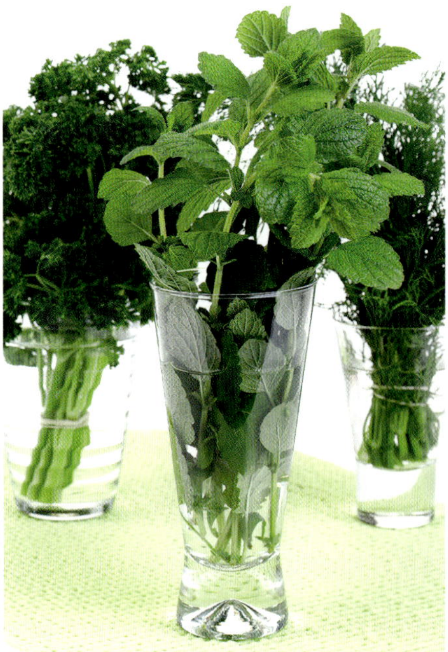

Zubereitung

Das Gemüse in grobe Stücke schneiden und auf 2 große Quadrate Aluminiumfolie (jeweils doppelt gelegt) verteilen.

Salz, Pfeffer und frische Kräuter darüber streuen.

Insgesamt 2 EL Olivenöl über den Gemüsepäckchen verteilen.

Die überstehende Folie nach oben klappen und allseits gut verschließen.

Die Päckchen etwa 45 Min. bei 200 °C Ober- und Unterhitze backen.

Die Pakete auf Tellern servieren.

Eine Portion enthält:

206 Kilokalorien
4 g Eiweiß
11 g Fett
22 g Kohlenhydrate
5 g Ballaststoffe

Tipp

Das Gemüse vor dem Essen noch mit je 1 TL Olivenöl beträufeln.

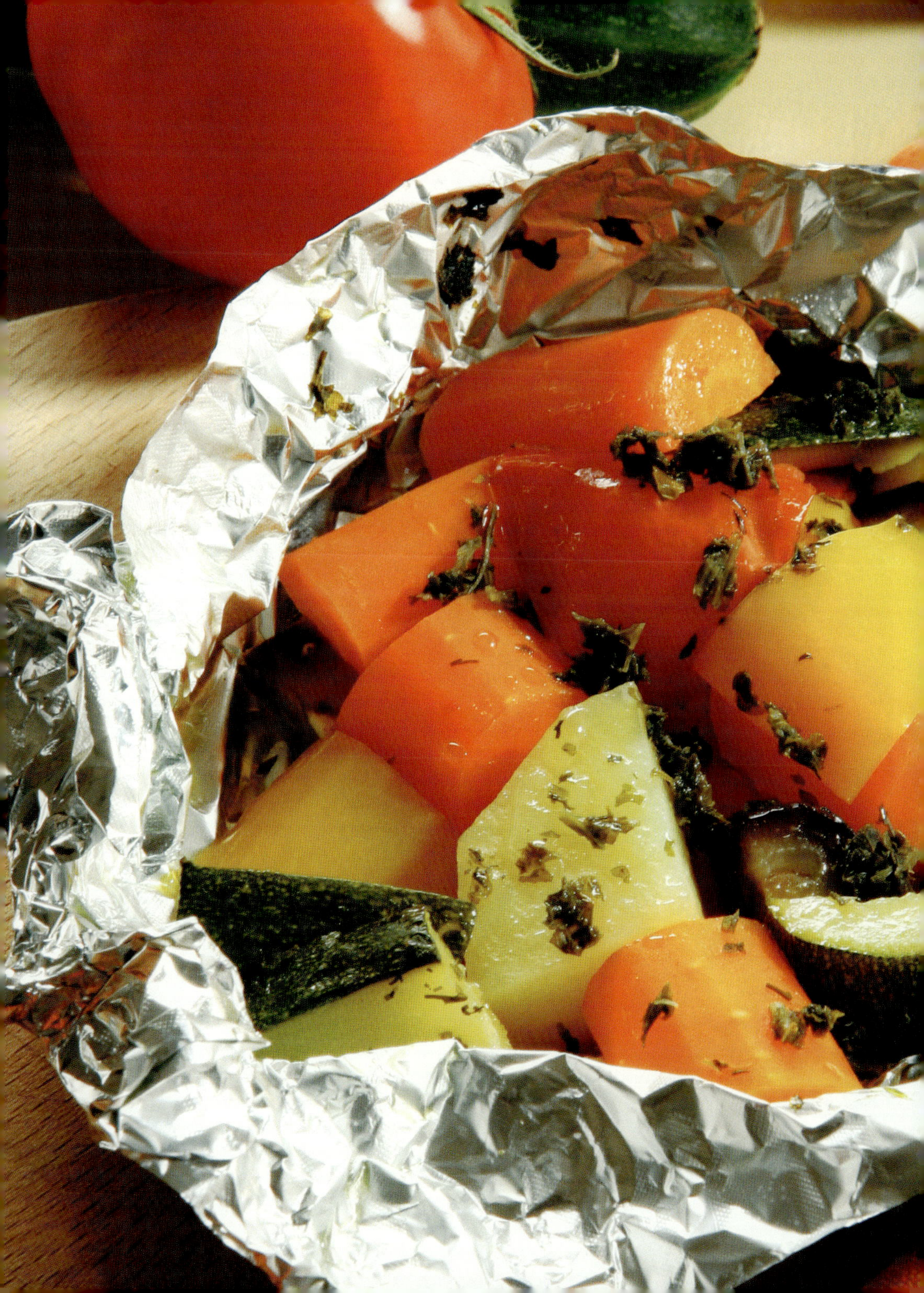

Pilz-Lauch-Gemüse

Zutaten für 2 Portionen
500 g Champignons (oder Austernpilze)
5 EL Wasser
250 g Lauchzwiebeln
1 EL Olivenöl
2 EL brauner Balsamicoessig
½ TL Salz

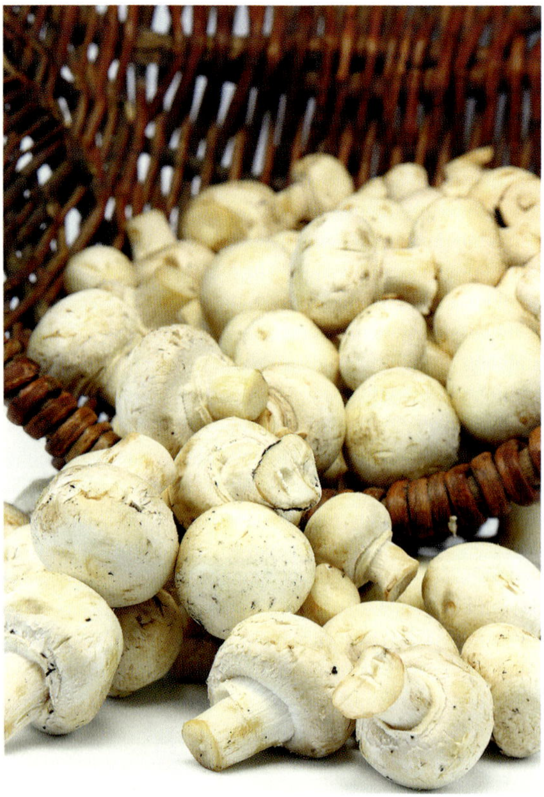

Zubereitung

Die Champignons halbieren oder vierteln und im Wasser im geschlossenen Topf dämpfen, jedoch nur so lange, bis sie etwas zusammengefallen sind.

Die Lauchzwiebeln in 3 cm Abschnitte schneiden, abbrausen, tropfnass zugeben und zunächst 3 bis 5 Min. (je nach Dicke der Lauchzwiebeln) im geschlossenen Topf mitdämpfen. Dann unter gelegentlichem weiteren Rühren im offenen Topf noch 10 Min. köcheln (jetzt ist der offene Topf wichtig, damit Flüssigkeit verdampfen kann).

Vor dem Servieren Olivenöl, Balsamicoessig und Salz unterrühren.

Eine Portion enthält:

114 Kilokalorien
10 g Eiweiß
6 g Fett
6 g Kohlenhydrate
8 g Ballaststoffe

Tipp

Dazu passen Pellkartoffeln.

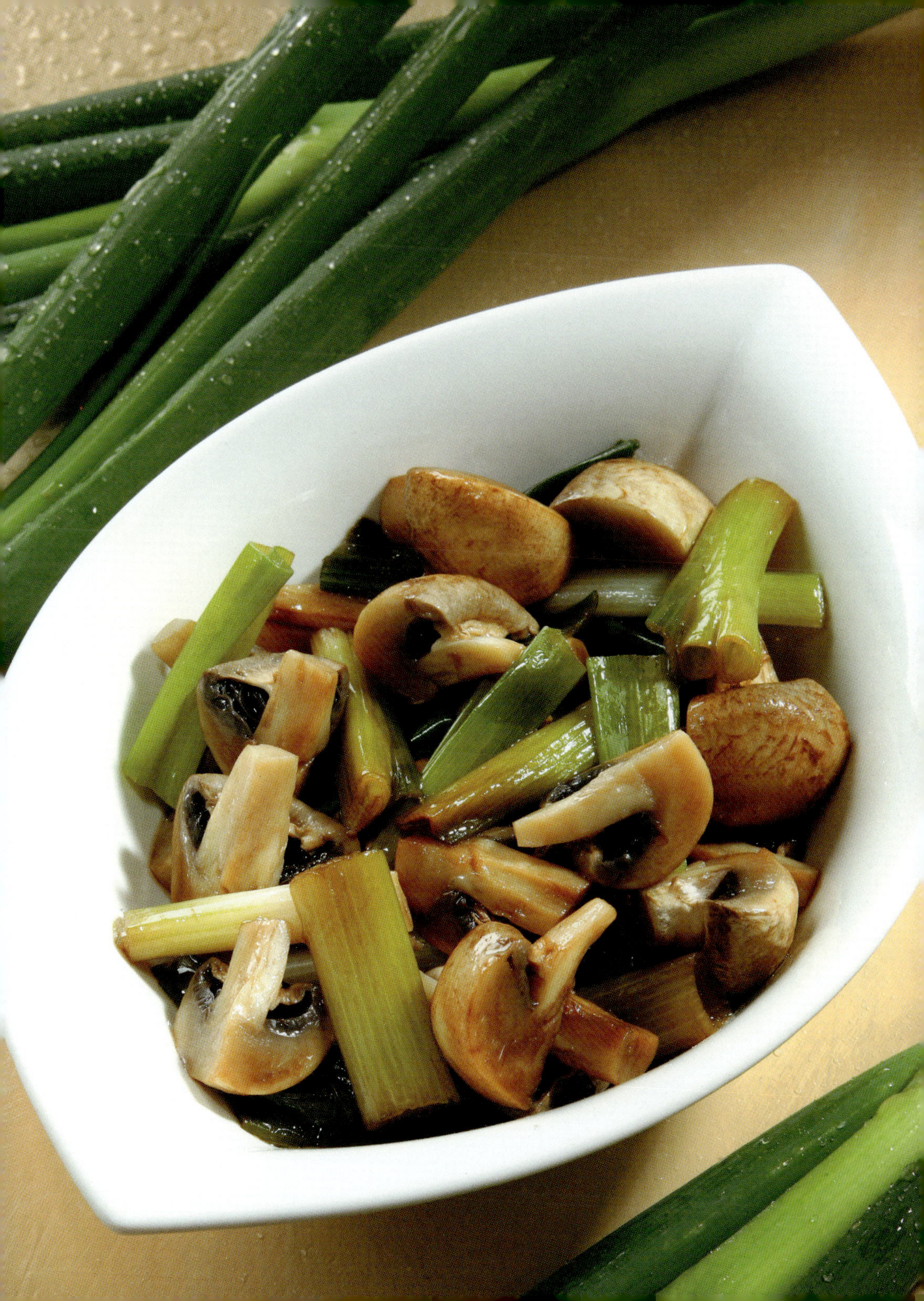

Ratatouille
(französisches Gemüse)

Zutaten für 2 Portionen
100 g Aubergine
1 Zwiebel
1 Knoblauchzehe
2 EL Olivenöl
½ gelbe Paprikaschote
½ grüne Paprikaschote
1 kleine Möhre
200 ml Gemüsesaft
25 g Rosinen
¾ TL Salz
½ TL Korianderpulver
etwas Pfeffer
2 Tomaten

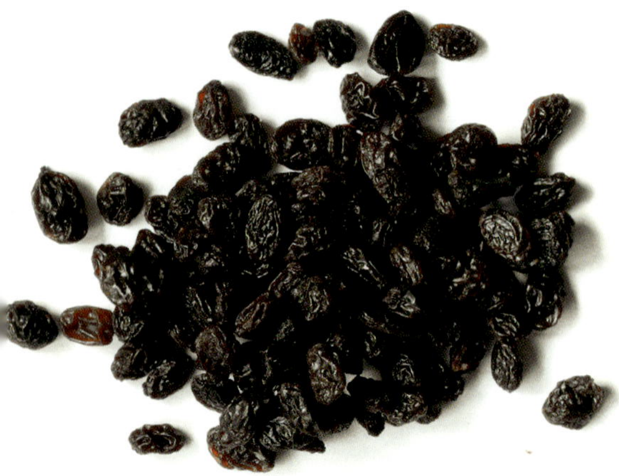

Zubereitung

Aubergine und Zwiebel grob würfeln und mit dem zerdrückten Knoblauch im Olivenöl anschwitzen.

Die Paprikaschoten ebenfalls grob würfeln, die Möhre in Scheiben schneiden, beides mit den restlichen Zutaten zugeben und etwa 20 Min. im geschlossenen Topf köcheln.

Die Tomaten klein schneiden und kurz vor dem Servieren unterrühren.

Eine Portion enthält:

208 Kilokalorien
5 g Eiweiß
11 g Fett
23 g Kohlenhydrate
9 g Ballaststoffe

Tipp

Dazu passen TK-Rösti-Ecken oder Pommes frites, die im Backofen zubereitet werden.

Außerhalb der Vitalfastenzeit noch 100 g Erdnüsse zugeben; dazu mit Frischkäse gefüllte Kartoffeltaschen servieren.

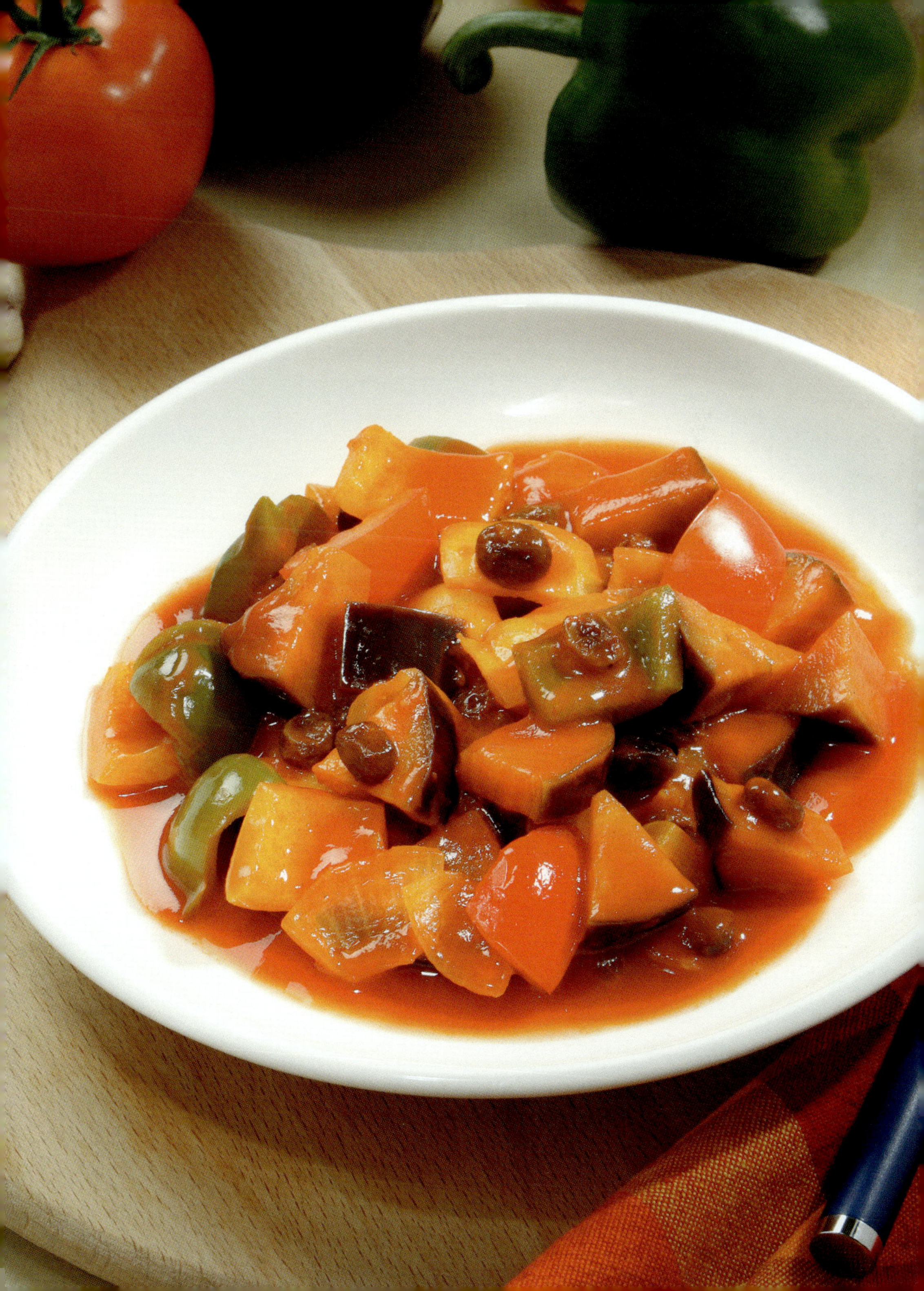

Pilzragout

Zutaten für 2 Portionen
1 große Zwiebel
2 EL Olivenöl
500 g frische Pilze (ggf. halbiert)
½ TL Salz
½ TL getrocknete Kräuter der Provence
½ TL getrocknetes Basilikum

Zubereitung

Die Zwiebel in Ringe schneiden und im Olivenöl bei mittlerer Hitze braten. Die Pilze, Kräuter und Salz zugeben und im geschlossenen Topf bei mittlerer Stufe köcheln, bis die Pilze gut Flüssigkeit gezogen haben und zusammengefallen sind.

Eine Portion enthält:

144 Kilokalorien
7 g Eiweiß
11 g Fett
4 g Kohlenhydrate
6 g Ballaststoffe

Tipp

Dazu passen TK-Rösti-Ecken. Die Pilze schmecken auch auf einer Portion Blattsalat. Außerhalb der Vitalfastenzeit Preiselbeerbirnen dazu reichen.

Zucchini-Paprika-Gemüse

Zutaten für 2 Portionen
1 kleine Zwiebel
1 EL Olivenöl
1 gelbe Paprikaschote
1 rote Paprikaschote
200 g Zucchini
½ TL getrocknetes Basilikum
½ TL getrockneter Oregano
½ TL Salz
etwas Pfeffer
2 EL Olivenöl

Zubereitung

Die Zwiebel in grobe Würfel schneiden und im Olivenöl bräunen. Die Paprika in grobe Stücke schneiden, die Zucchini in Scheiben schneiden und die Scheiben halbieren. Das Gemüse zur Zwiebel geben und im geschlossenen Topf 10 bis 15 Min. köcheln. Direkt vor dem Servieren das Olivenöl unterrühren.

Eine Portion enthält:

187 Kilokalorien
3 g Eiweiß
16 g Fett
7 g Kohlenhydrate
7 g Ballaststoffe

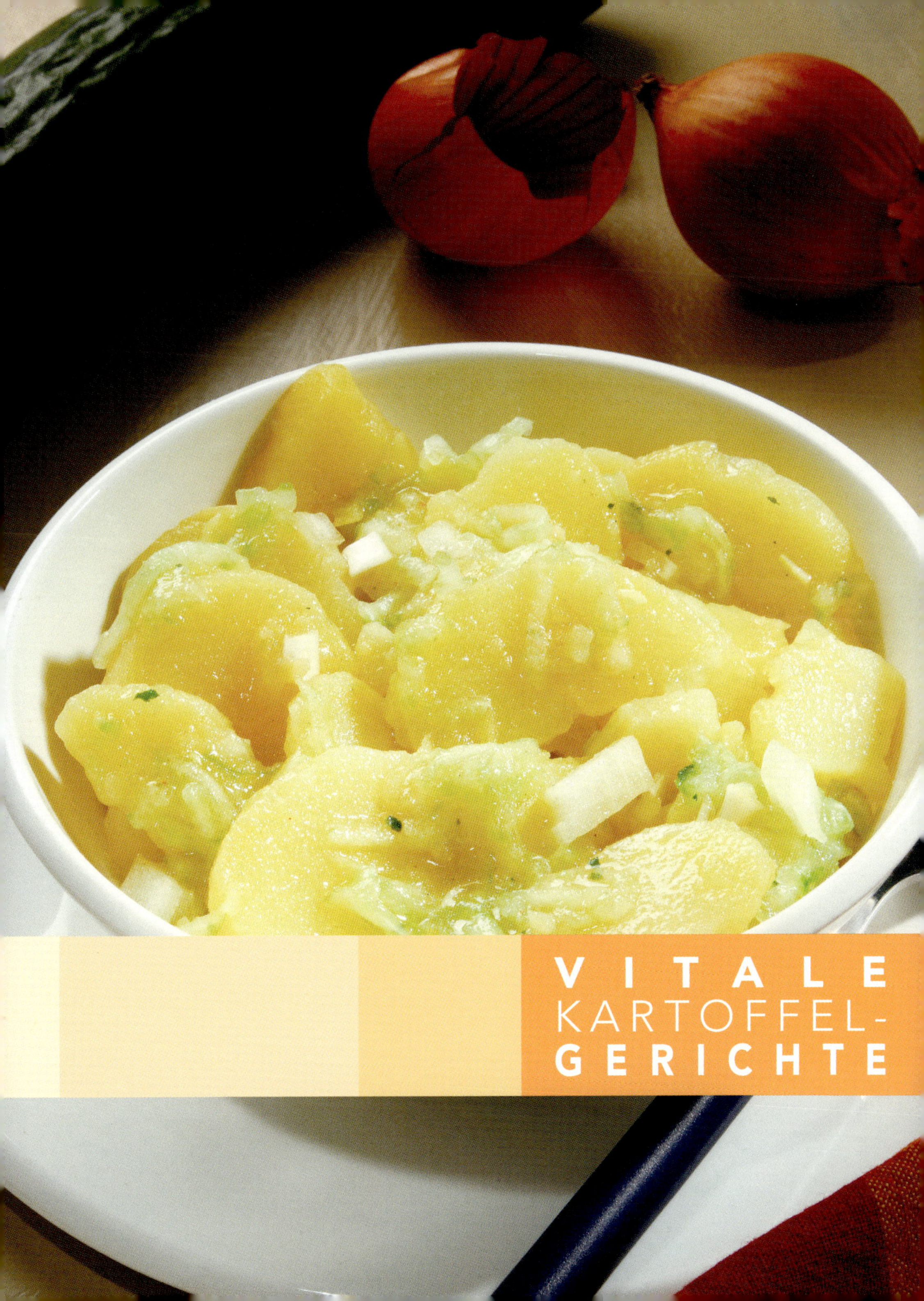

VITALE KARTOFFEL-GERICHTE

Bratkartoffeln

Zutaten für 2 Portionen
500 g Kartoffeln
2 rote Zwiebeln
2 EL Margarine
½ TL Salz
etwas Pfeffer

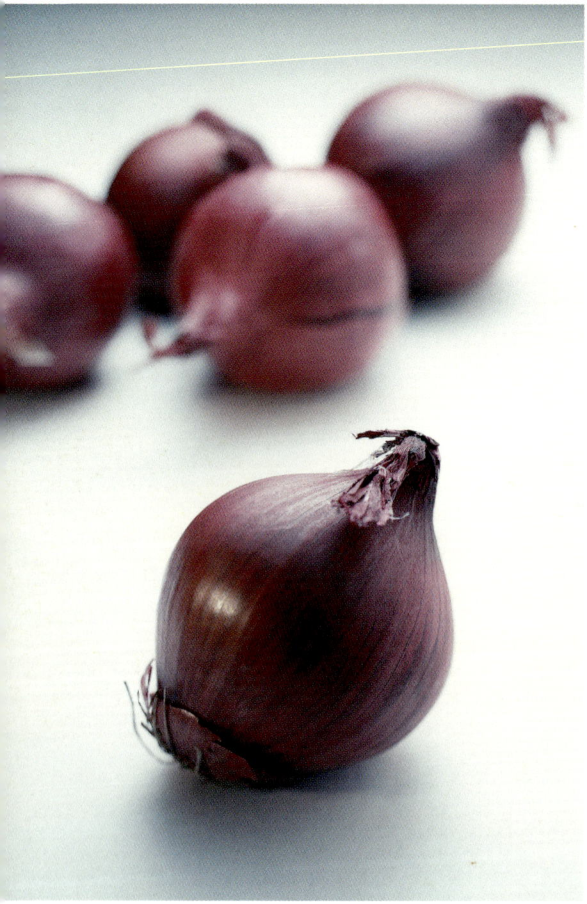

Zubereitung

Pellkartoffeln kochen, pellen und in Scheiben schneiden.

Die Zwiebeln schneiden und in der Margarine anschwitzen (beschichtete Pfanne).

Die Kartoffelscheiben zugeben, mit Salz und etwas Pfeffer würzen und dann braten.

Eine Portion enthält:

344 Kilokalorien
6 g Eiweiß
16 g Fett
41 g Kohlenhydrate
6 g Ballaststoffe

Tipp

Die Hälfte der Margarine durch 1 EL vegetarisches Schmalz (gibt es im Supermarkt oder im Reformhaus) ersetzen.

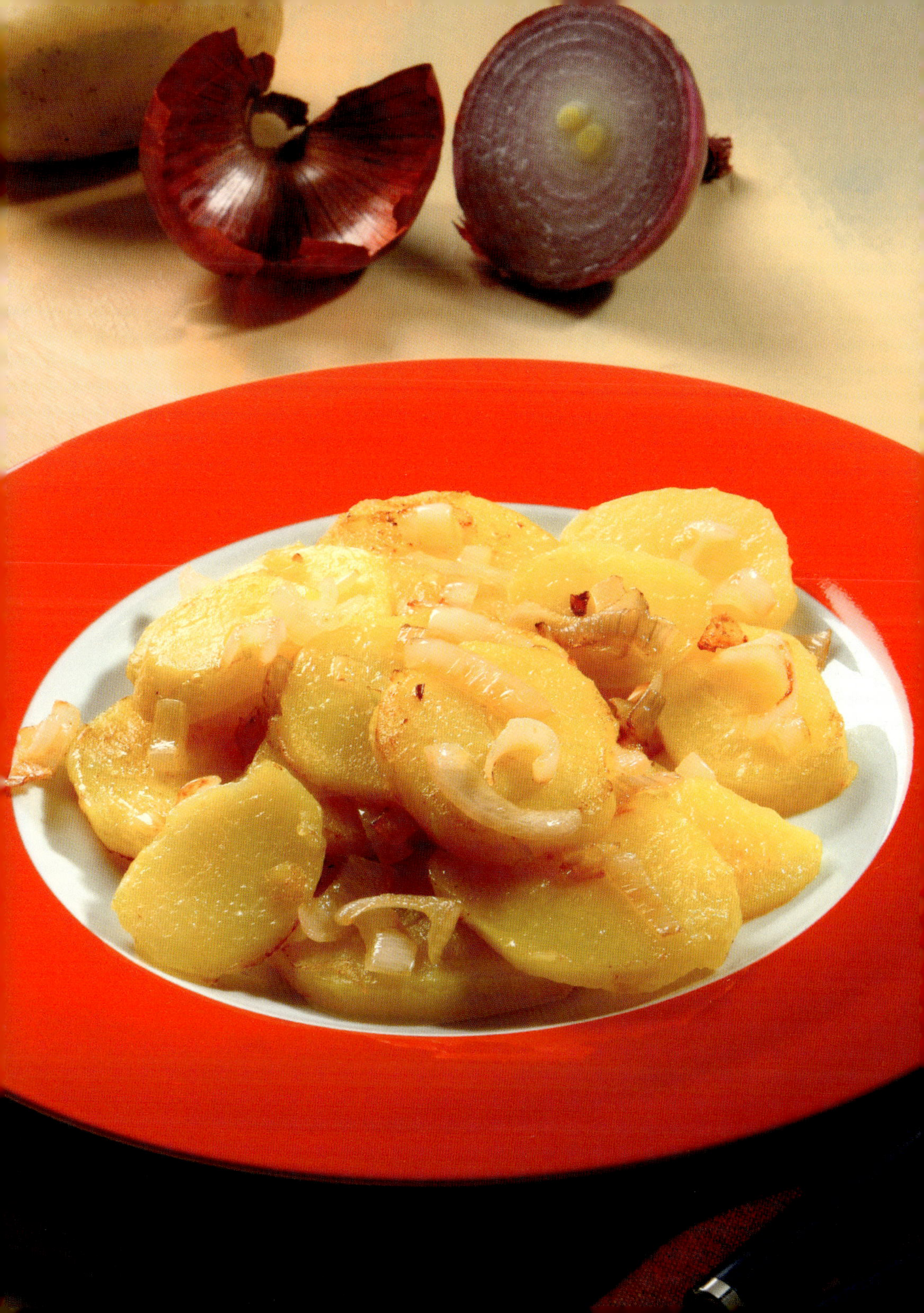

Bouillonkartoffeln

Zutaten für 2 Portionen
600 g Kartoffeln
100 g Möhren
100 g Porree
1 Zwiebel
200 ml Wasser
1 TL Gemüsebrühpulver
1 EL Margarine oder 2 EL Rapsöl mit Buttergeschmack (zum Beispiel Albaöl)
½ Päckchen TK-Petersilie (oder Dill)

Zubereitung

Die Kartoffeln in etwa daumendicke Würfel, die Möhren in halbe Scheiben, den Lauch in Ringe und die Zwiebel in grobe Stücke schneiden.

Das Gemüse mit dem Wasser und dem Gemüsebrühpulver in einen Topf geben, aufkochen und zugedeckt etwa 20 Min. auf kleiner Stufe köcheln lassen.

Vor dem Servieren die Butter und Petersilie untermischen.

Eine Portion enthält:
330 Kilokalorien
9 g Eiweiß
9 g Fett
66 g Kohlenhydrate
9 g Ballaststoffe

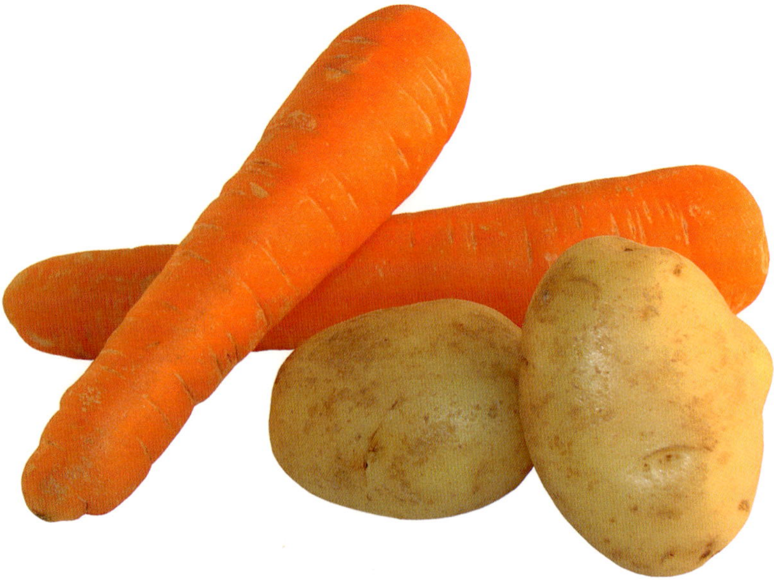

Kartoffelsalat schwäbisch

Zutaten für 2 Portionen
500 g Kartoffeln
1 EL Rapsöl
2 EL Kräuteressig
½ TL Speisewürze, z. B. Maggi
½ Zwiebel
1 gehäufter TL Gemüsebrühpulver
100 ml heißes Wasser
150 g Salatgurke

Eine Portion enthält:
241 Kilokalorien
6 g Eiweiß
6 g Fett
40 g Kohlenhydrate
5 g Ballaststoffe

Zubereitung

Pellkartoffeln kochen, abschrecken und etwas abkühlen lassen.

Die Zwiebel klein schneiden und in einer Salatschüssel mit Rapsöl, Kräuteressig, Speisewürze, Gemüsebrühpulver und dem heißen Wasser mischen.

Die noch warmen Kartoffeln in dünnen Scheiben in die Marinade schneiden (die Scheiben dürfen dabei durchaus zerfallen), umrühren und 20 Min. bei Raumtemperatur ziehen lassen.

150 g Salatgurke grob raspeln, in einem Sieb abtropfen lassen, aber erst direkt vor dem Servieren unter den Salat heben.

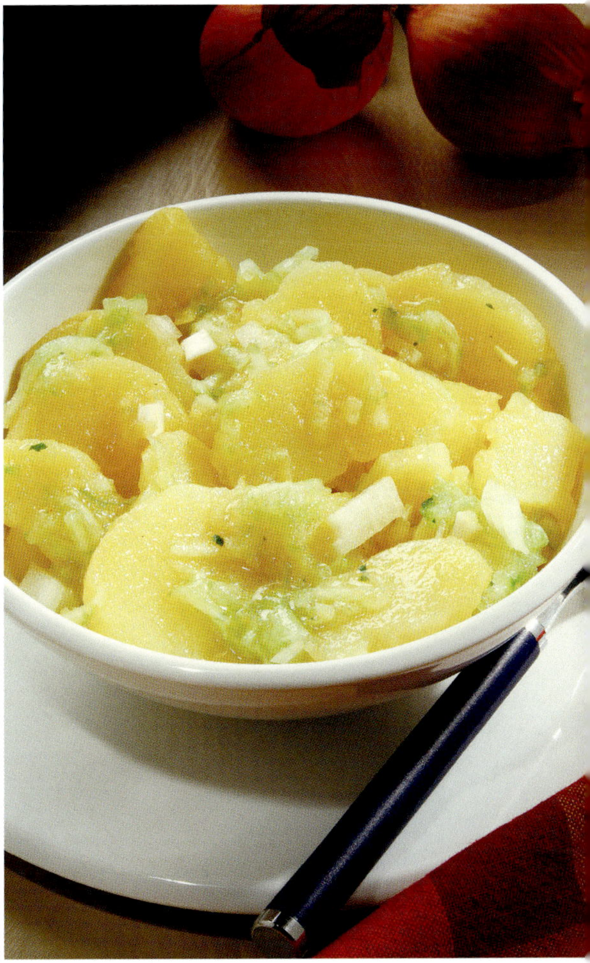

Stampfkartoffeln Hausmacherart

Zutaten für 2 Portionen
350 g fest kochende Kartoffeln
100 ml Wasser
½ Zwiebel
1 Handvoll Petersilie (oder jungen Giersch oder junge Löwenzahnblätter)
2 EL Rapsöl
1 EL Zitronensaft
½ TL Salz
¼ TL Muskatpulver

Eine Portion enthält:
353 Kilokalorien
5 g Eiweiß
10 g Fett
39 g Kohlenhydrate
4 g Ballaststoffe

Tipp

Stampfkartoffeln schmecken auch noch kalt als Salat.

Zubereitung

Die Kartoffeln in etwa daumendicke Stücke schneiden und im Wasser in geschlossenem Topf dämpfen (15 bis 20 Min.).

Währenddessen eine Marinade aus klein geschnittener Zwiebel, Kräutern, Rapsöl, Zitronensaft und übrigen Gewürzen mischen und ziehen lassen.

Die gegarten Kartoffeln vom Herd nehmen, im restlichen Kochwasser kurz und sehr grob zerstampfen und die Marinade unterheben.

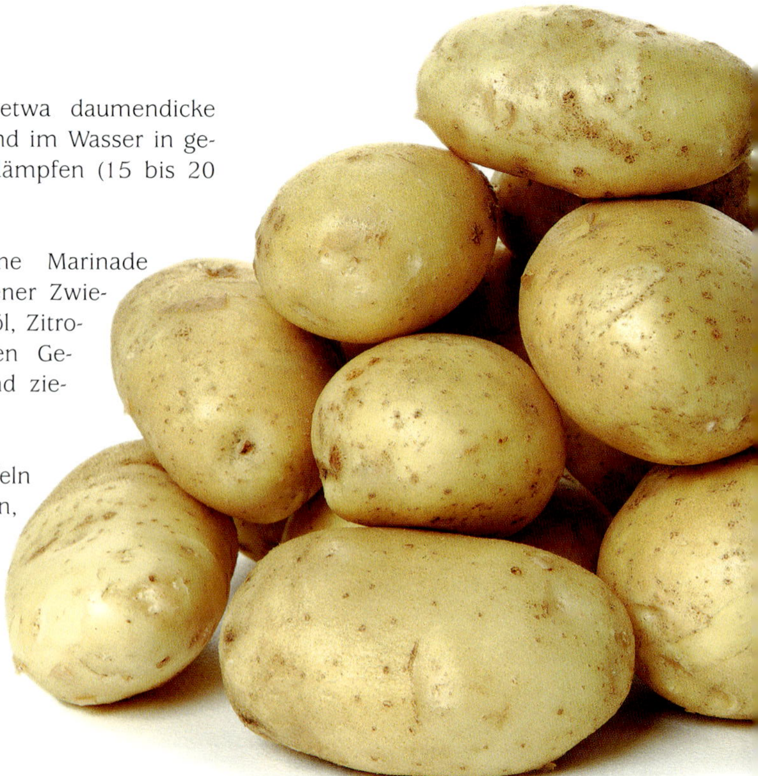

Stampfkartoffeln mediterran

Zutaten für 2 Portionen
350 g fest kochende Kartoffeln
100 ml Wasser
½ Zwiebel
1 Handvoll frisches Basilikum (oder Rucola oder Bärlauch)
2 EL Olivenöl
1 EL Zitronensaft
½ TL Salz

Eine Portion enthält:

353 Kilokalorien
5 g Eiweiß
10 g Fett
39 g Kohlenhydrate
4 g Ballaststoffe

Zubereitung

Die Kartoffeln in etwa daumendicke Stücke schneiden und im Wasser in geschlossenem Topf dämpfen (15 bis 20 Min.).

Zwiebel und Kräuter klein schneiden, mit dem Öl, Zitronensaft und Salz mischen und ziehen lassen.

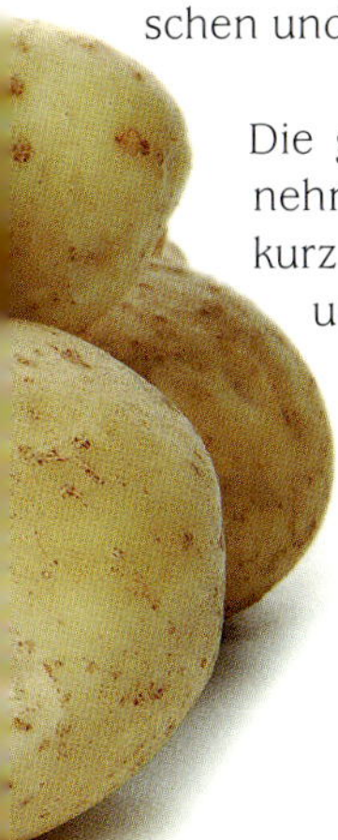

Die gegarten Kartoffeln vom Herd nehmen, im restlichen Kochwasser kurz und sehr grob zerstampfen und die Marinade unterheben.

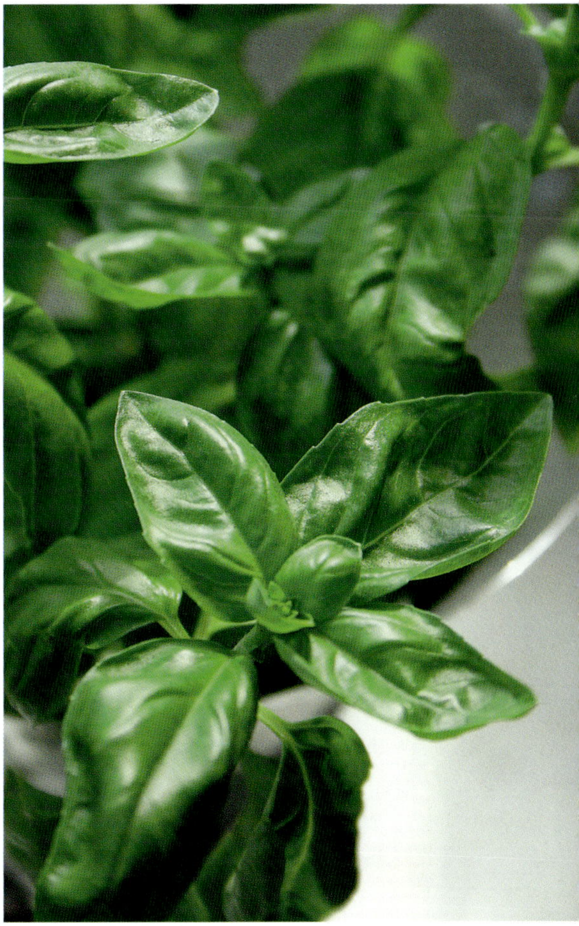

Rösti mit Apfelkompott

Zutaten für 2 Portionen

- 10 TK-Rösti-Ecken
- 100 ml Apfelsaft
- 4 EL Zitronensaft
- ½ Vanilleschote
- 1 EL brauner Zucker
- etwa 700 g Äpfel

Zubereitung

TK-Rösti in den Backofen schieben und nach Packungsanweisung backen.

Das Mark der Vanilleschote auskratzen und mit dem Apfelsaft, Zitronensaft und Zucker in einem Topf mischen.

Die Äpfel entkernen, klein schneiden, zugeben, umrühren und im geschlossenen Topf weich köcheln.

Eine Portion enthält:

656 Kilokalorien
9 g Eiweiß
22 g Fett
104 g Kohlenhydrate
10 g Ballaststoffe

Tipp

TK-Kartoffelpuffer anstatt Rösti: die Puffer von beiden Seiten dünn mit Olivenöl bepinseln, auf Backpapier von jeder Seite 10 Min. bei 200 °C Heißluft backen.

Variation

Apfelmus

Das fertige Kompott pürieren. Apfelmus schmeckt auch in Kefir oder zu Kartoffelpüree.

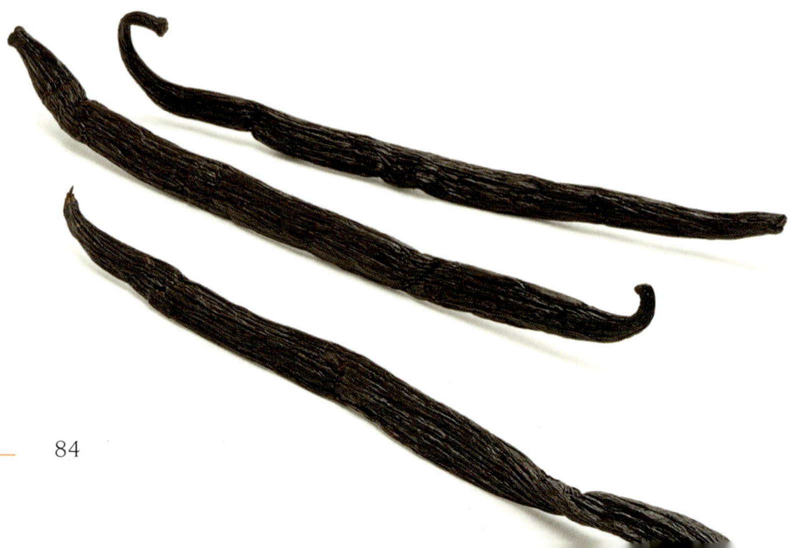

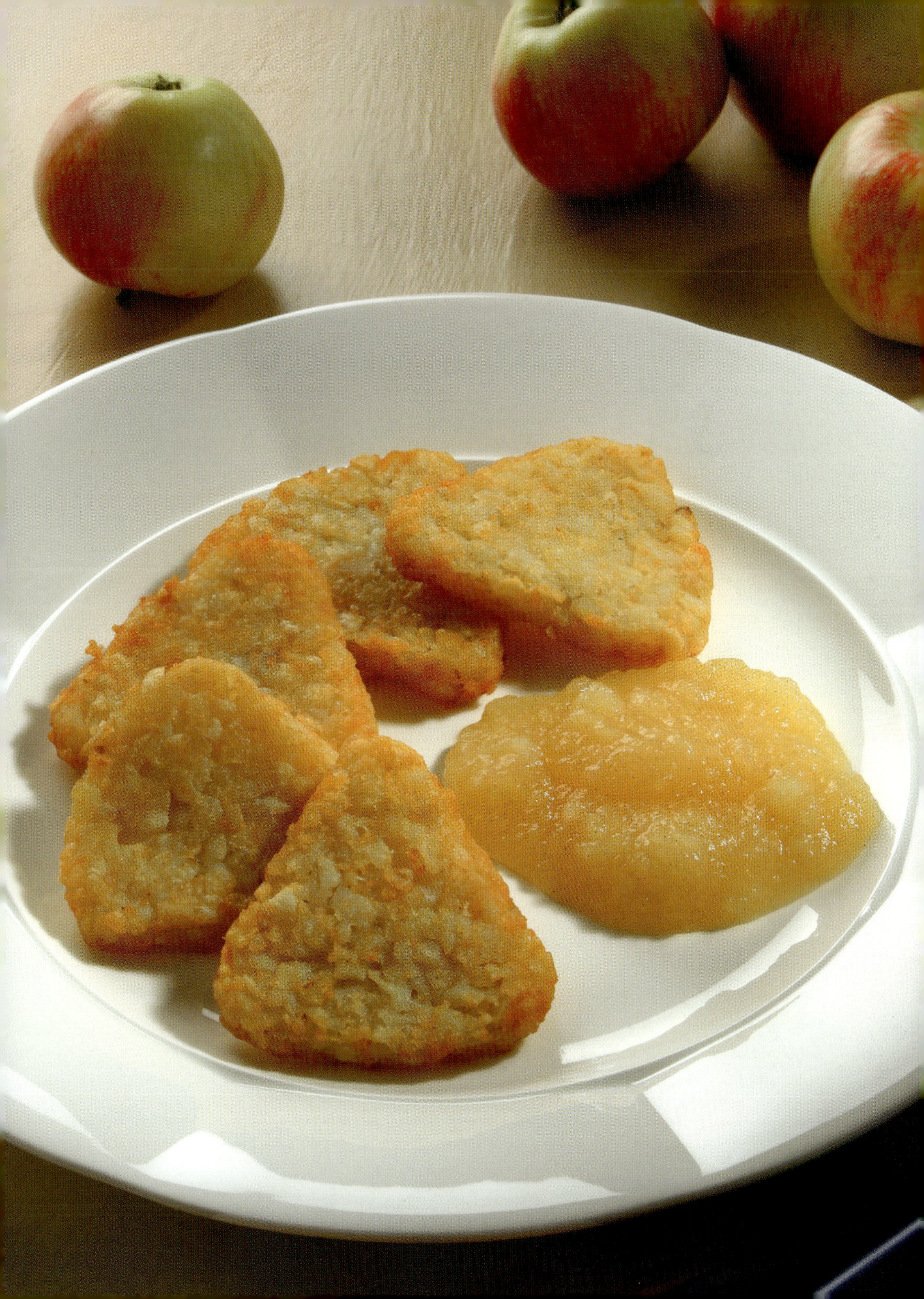

Backkartoffeln

Zutaten für 2 Portionen

600 g Kartoffeln
Backpapier
1 EL Olivenöl
½ TL Tomatenmark
¼ TL Salz
etwas Pfeffer

Zubereitung

Die Kartoffeln schälen, der Länge nach halbieren und mit der flachen Seite auf ein mit Backpapier ausgelegtes Backblech legen.

Jede Kartoffelhälfte mehrmals mit einer Gabel einstechen. Olivenöl, Tomatenmark, Salz und Pfeffer verschlagen, die Kartoffelhälften damit bepinseln.

Die Kartoffeln etwa 30 Min. bei 200 °C Heißluft backen.

Eine Portion enthält:

255 Kilokalorien
6 g Eiweiß
5 g Fett
60 g Kohlenhydrate
5 g Ballaststoffe

Kartoffelpüree

Zutaten für 2 Portionen

500 g Kartoffeln
100 ml Wasser
100–150 ml Kefir
1 EL Margarine
½ TL Salz
¼ TL Muskatpulver

Zubereitung

Die Kartoffeln schälen, in Stücke schneiden und mit dem Wasser im geschlossenen Topf dämpfen (etwa 20 Min.).

Den Topf vom Herd nehmen, Kefir, Margarine, Salz und Muskat zugeben und die Kartoffeln mit einem Kartoffelstampfer zu einem feinen Püree verarbeiten.

Eine Portion enthält:

284 Kilokalorien
8 g Eiweiß
9 g Fett
41 g Kohlenhydrate
4 g Ballaststoffe

Variation

200 g der Kartoffeln durch Möhren, Steckrübe oder Pastinaken ersetzen.

Rosmarinkartoffeln

Zutaten für 2 Portionen
2 EL Olivenöl
1 TL Rosmarin (frisch oder getrocknet, klein geschnitten)
½ TL Salz
600 g möglichst kleine „Neue Kartoffeln“ (ungeschält verarbeiten)
Backpapier
1 EL Olivenöl zum Würzen

Zubereitung

In einer Schüssel Olivenöl, Rosmarin und Salz verrühren.

Die Kartoffeln unter fließendem Wasser abbürsten, mit Küchenpapier trocknen. Größere Kartoffeln schälen und halbieren bzw. vierteln.

Die Kartoffeln gut mit dem Rosmarinöl mischen und auf einem mit Backpapier ausgelegten Backblech ausbreiten.

Je nach Kartoffelgröße 30 bis 40 Min. bei 180 °C Heißluft auf der mittleren Ebene backen (die Kartoffeln sollen etwas bräunen).

Die gebackenen Kartoffeln in eine Schüssel schütten und mit 1 EL Olivenöl mischen.

Eine Portion enthält:
345 Kilokalorien
6 g Eiweiß
15 g Fett
60 g Kohlenhydrate
5 g Ballaststoffe

Tipp

Dazu schmecken getrocknete in Öl eingelegte Tomaten (gibt es im Glas zu kaufen).

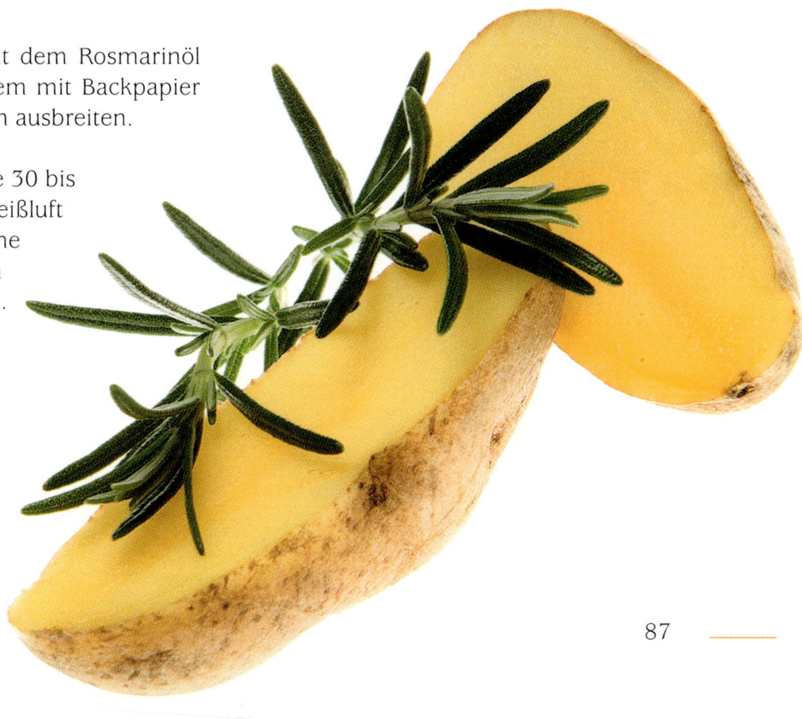

Pellkartoffeln mit Avocadocreme

Zutaten für 2 Portionen
2 reife Avocados
3 EL Zitronensaft
¼ TL Salz
2 EL Kresse (oder Petersilie)
etwas Pfeffer

Zubereitung

Die Avocados schälen, entkernen, klein schneiden und mit den übrigen Zutaten gut zerdrücken.

Eine Portion enthält:

343 Kilokalorien
3 g Eiweiß
24 g Fett
5 g Kohlenhydrate
6 g Ballaststoffe

Tipp

Pellkartoffeln und Tomaten dazu servieren. Kennen Sie Rapsöl mit Butteraroma (z. B. Albaöl)? Superlecker zu Pellkartoffeln!

Hinweis

Eine Avocado ist reif, wenn sie auf Daumendruck nachgibt.

Falls Sie unter Gicht leiden, sollten Sie Avocados aufgrund ihres Purinreichtums meiden.

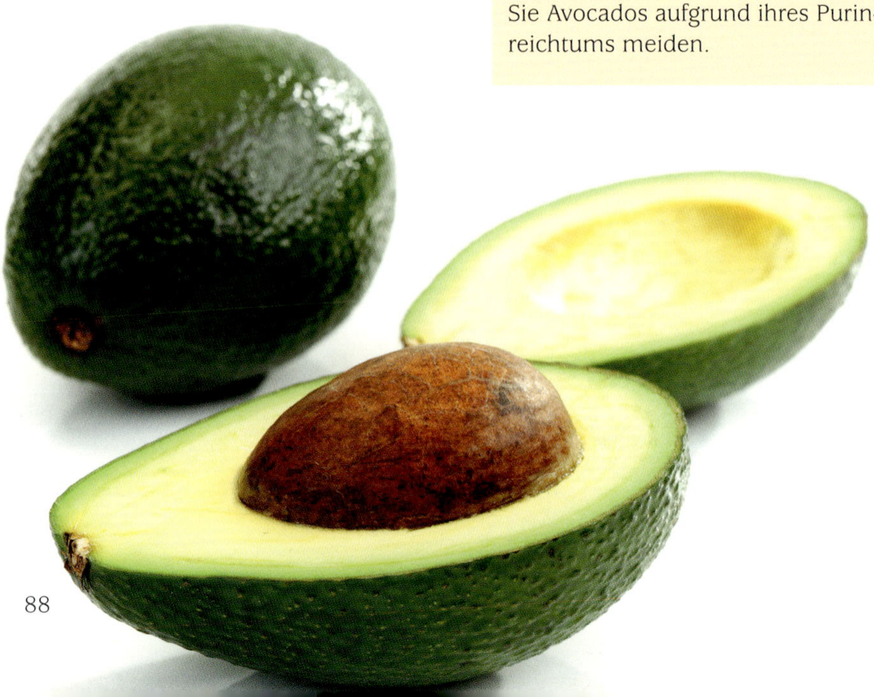

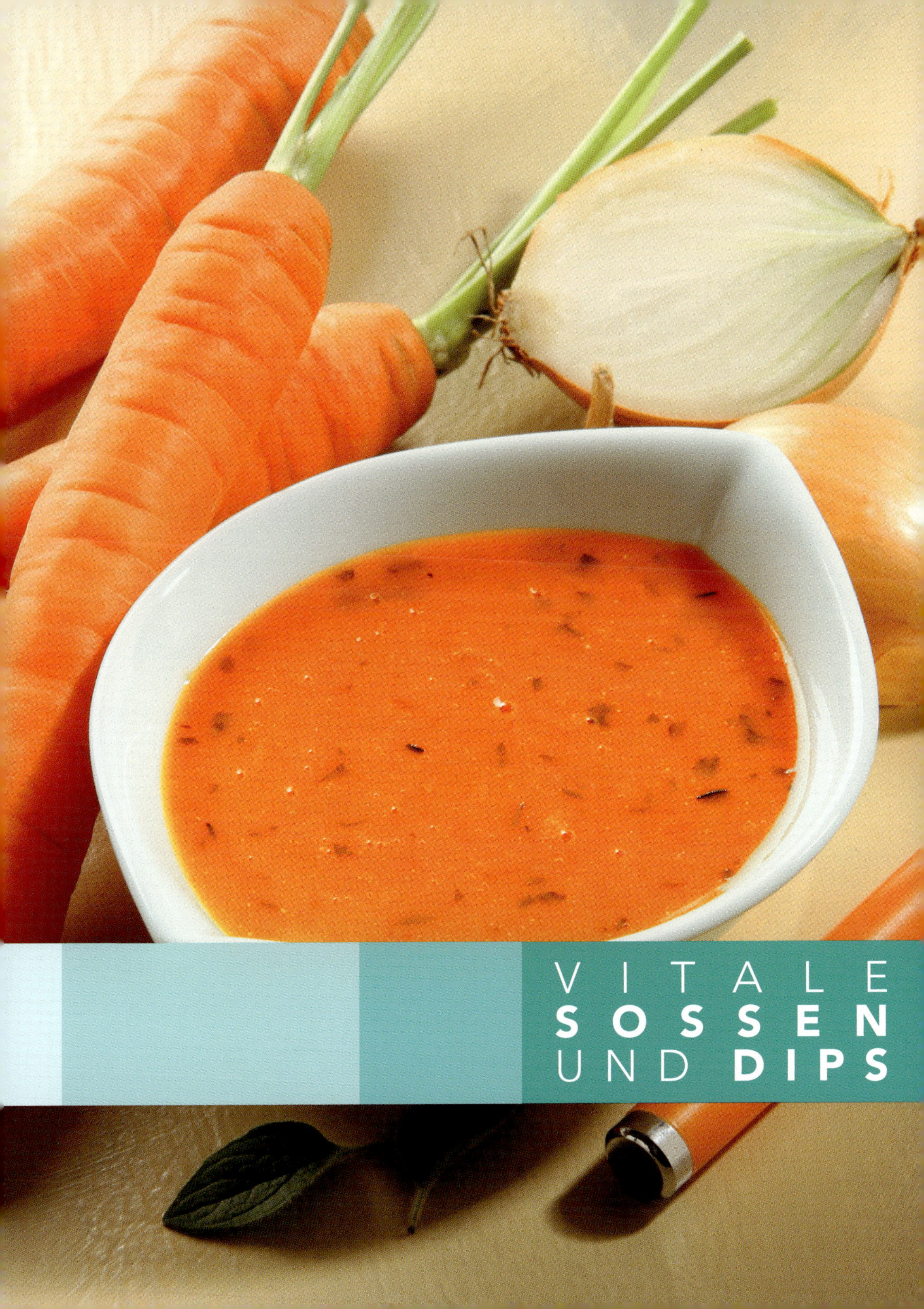

VITALE SOSSEN UND DIPS

Currysoße

Zutaten für 3 Portionen
1 großer Apfel
1 kleine Zwiebel
2 EL Olivenöl
1 gehäufter TL Curry
½ TL Ingwerpulver
150 ml Gemüsebrühe
100 ml Kefir

Zubereitung

Den Apfel schälen, das Kerngehäuse entfernen, Apfel in grobe Stücke schneiden, dann mit der klein geschnittenen Zwiebel in 2 EL Olivenöl anschwitzen.

Das Gemüse mit dem Curry und Ingwerpulver bestäuben und mit Gemüsebrühe und Kefir ablöschen.

Das Ganze kurz erhitzen und dann gut pürieren. Je nach Apfelsüße noch mit Salz abschmecken.

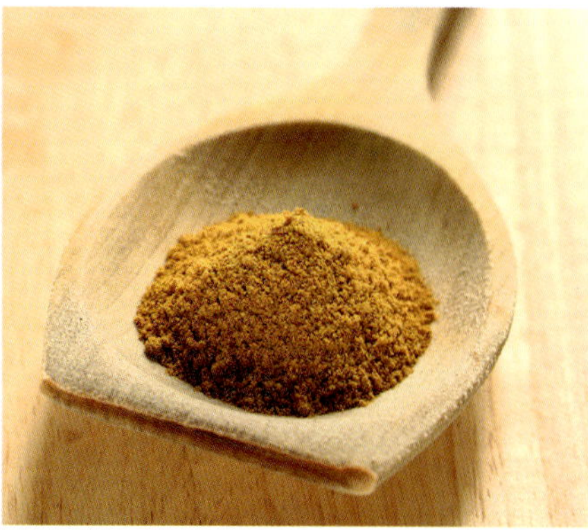

Eine Portion enthält:
114 Kilokalorien
2 g Eiweiß
8 g Fett
8 g Kohlenhydrate
1 g Ballaststoffe

Grüne Soße

Zutaten für 2 Portionen
125 g Kefir
3 EL Olivenöl
1 Päckchen TK-Petersilie
1 Päckchen TK-Schnittlauch
1 Päckchen TK-8-Kräutermischung
¼ TL Salz
reichlich Pfeffer

Zubereitung

Alle Zutaten in eine Schüssel geben und pürieren.

Eine Portion enthält:
199 Kilokalorien
4 g Eiweiß
33 g Fett
7 g Kohlenhydrate
2 g Ballaststoffe

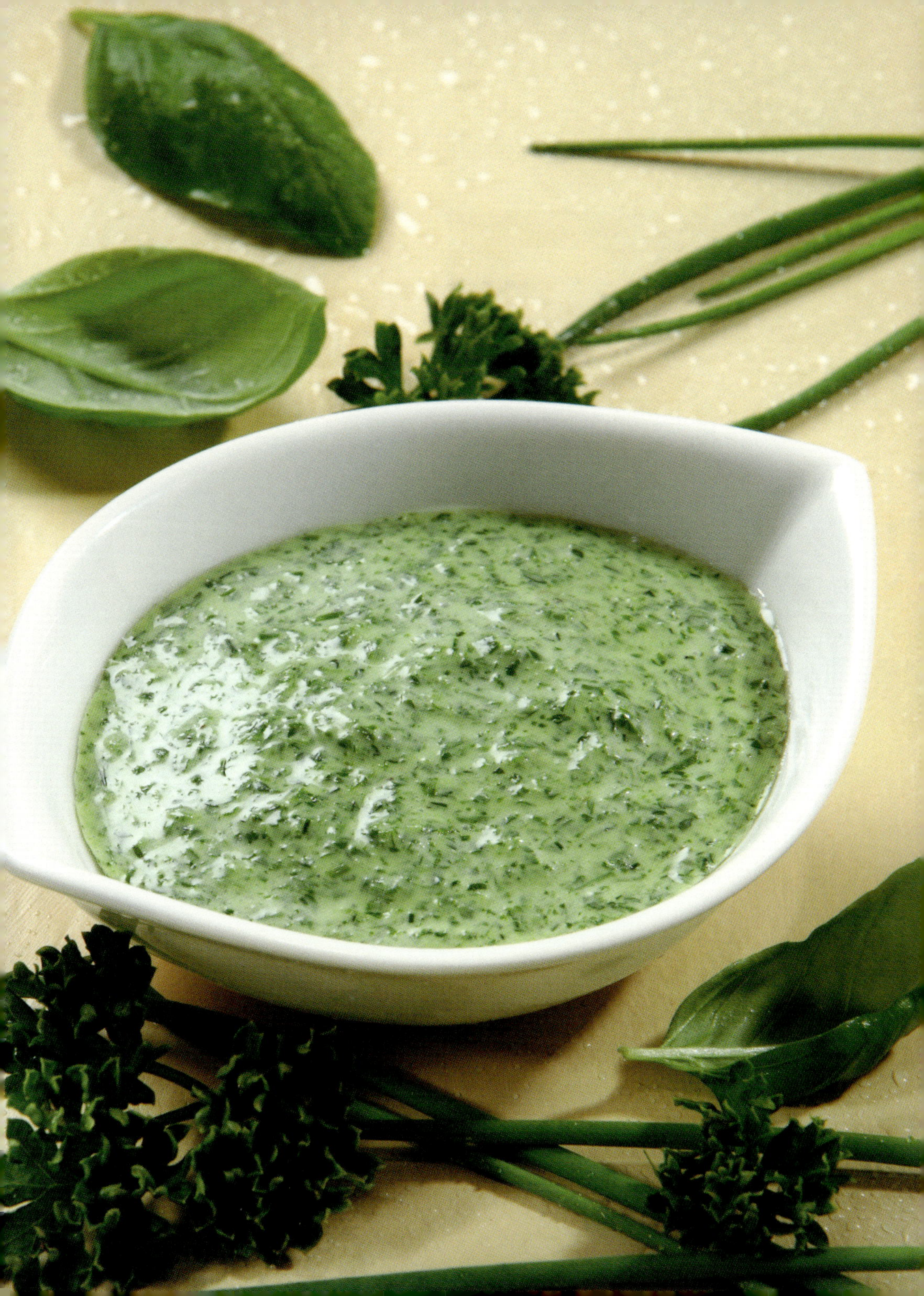

Guacamole

(mexikanischer Avocadodip)

Zutaten für 2 Portionen
1 reife Avocado
2 EL saure Sahne (kleine Sünde)
1–2 Knoblauchzehen (zerdrückt)
1 EL Zitronensaft
½ TL Salz
½ TL Senf
½ TL scharfes Paprikapulver
¼ TL Cumin (Kreuzkümmel)
1 Tomate (klein geschnitten)
1 kleine Zwiebel (klein geschnitten)
2 EL Petersilie

Zubereitung

Die Avocado schälen, entsteinen, klein schneiden, mit den Zutaten bis Cumin in eine Schüssel geben und mit einem Kartoffelstampfer zu Mus stampfen.

Die restlichen Zutaten unterrühren.

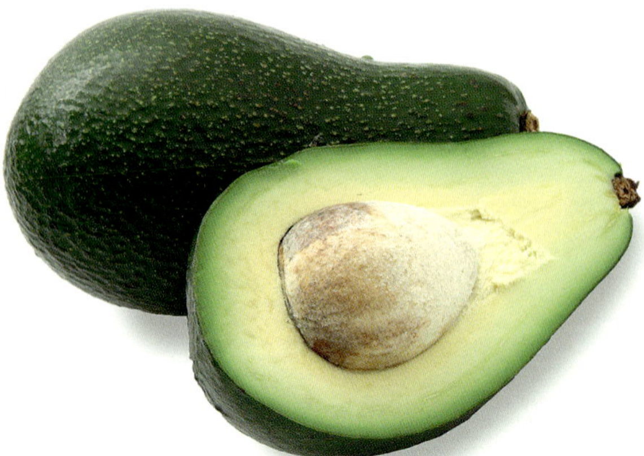

Eine Portion enthält:

218 Kilokalorien
3 g Eiweiß
12 g Fett
6 g Kohlenhydrate
5 g Ballaststoffe

Hinweis

Eine Avocado ist reif, wenn sie auf Daumendruck nachgibt.

Avocados sind nichts für Personen mit Gicht!

Tipp

Dieser Dip passt zu Kartoffeln und Rohkost.

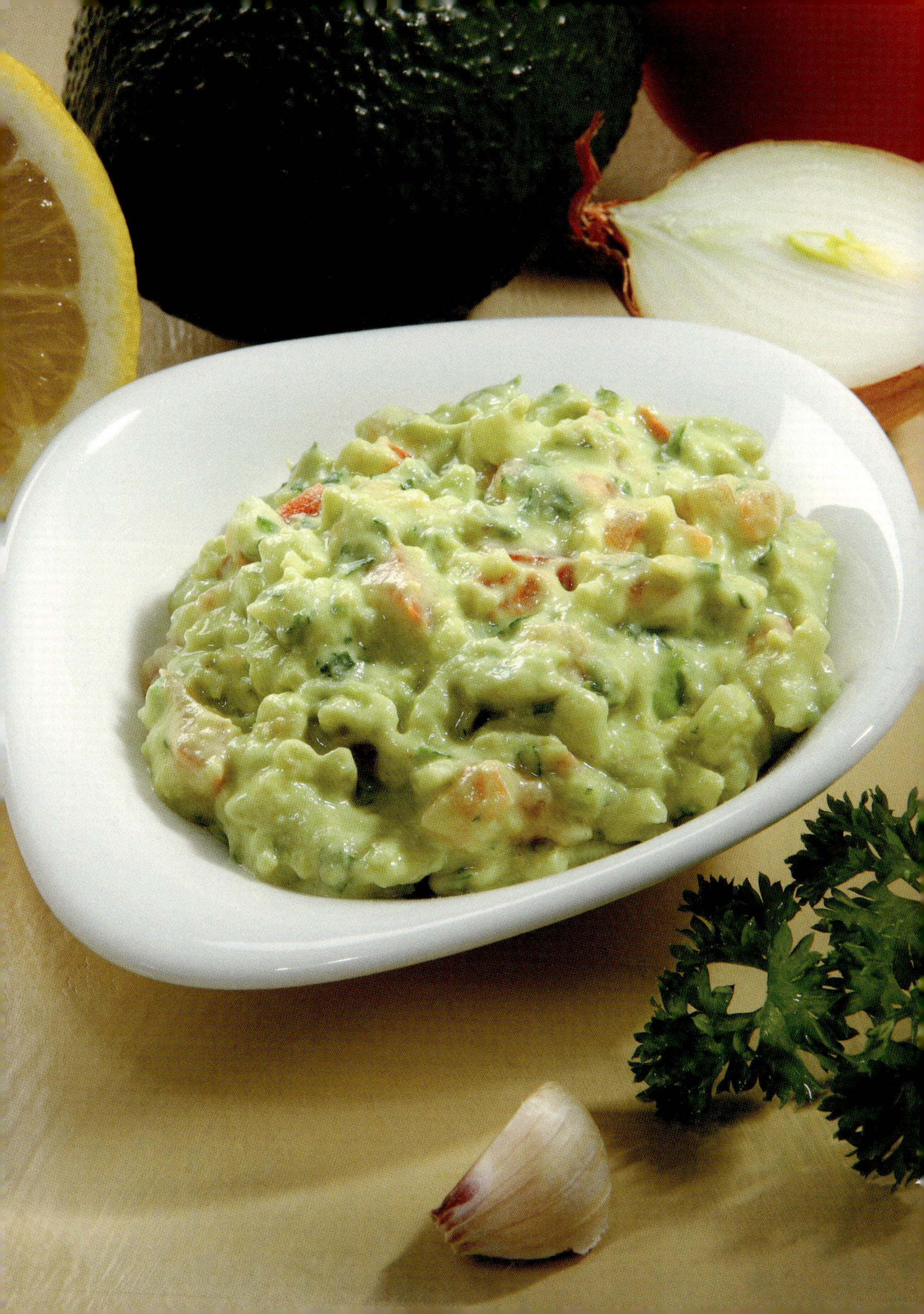

Möhrencremesoße

Zutaten für 3 Portionen
1 Zwiebel
1 EL Olivenöl
300 ml Möhrensaft (evtl. mit Honig gewürzt)
100 ml Kefir
½ TL Salz
etwas Pfeffer
1 gehäufter TL getrockneter Majoran
1 gehäufter TL getrockneter Thymian
4 g Bindobin (Johannisbrotkernmehl aus dem Reformhaus)

Zubereitung

Die Zwiebel klein schneiden und im Olivenöl anschwitzen. Die übrigen Zutaten zugeben, Bindobin dabei mit einem Schneebesen einrühren. Die Soße aufkochen und so lange köcheln lassen, bis sie angedickt ist.

Eine Portion enthält:
79 Kilokalorien
2 g Eiweiß
4 g Fett
8 g Kohlenhydrate
<1 g Ballaststoffe

Variation

Möhrensaft durch Gemüsesaft ersetzen.

Zaziki

Zutaten für 2 Portionen
250 g Kefir
1 TL Olivenöl
½ TL Kräuteressig
1 kleine Knoblauchzehe
¼ TL Salz
1 EL TK-Dill
2 g Bindobin (Johannisbrotkernmehl aus dem Reformhaus)
125 g Salatgurke
1 kleines Stück Möhre

Zubereitung

Kefir, Öl, Essig, zerdrückten Knoblauch, Salz, Dill und Bindobin verrühren, 30 Min. quellen lassen. Die Salatgurke grob, die Möhre fein raspeln, unterrühren und die Soße dann sofort servieren.

Eine Portion enthält:
124 Kilokalorien
5 g Eiweiß
7 g Fett
8 g Kohlenhydrate
1 g Ballaststoffe

Tipp

Zaziki passt gut zu Schüttelsalat und Pellkartoffeln.

Tomatensalsa
(italienische kalte Tomatensoße)

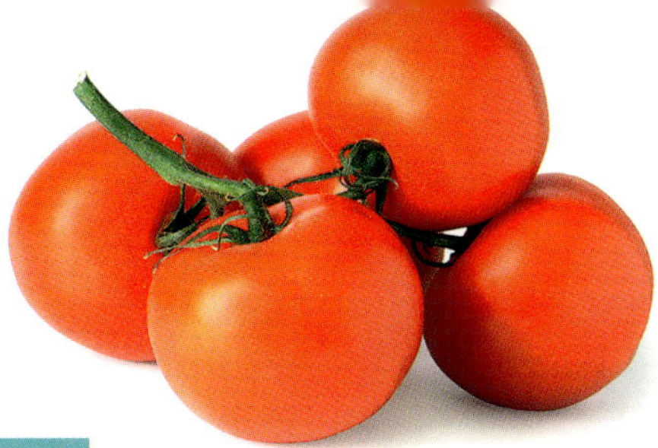

Zutaten für 2 Portionen
4 EL Olivenöl
2 EL Balsamicoessig
1 TL brauner Zucker
½ TL Salz
etwas Pfeffer
2 Knoblauchzehen
400 g reife Tomaten
3 Lauchzwiebeln

Zubereitung

Die Zutaten von Öl bis Pfeffer zu einem Dressing verschlagen. Knoblauch zerdrücken, Tomaten klein schneiden und Lauchzwiebeln mit dem Grün in Ringe schneiden. Tomaten- und Lauchzwiebelstücke mit der Marinade mischen, in eine flache Form geben und abgedeckt mehrere Stunden im Kühlschrank ziehen lassen.

Eine Portion enthält:
224 Kilokalorien
3 g Eiweiß
20 g Fett
6 g Kohlenhydrate
3 g Ballaststoffe

Kefirsoße

Zutaten für 2 Portionen
500 g Kefir
4 EL Zitronensaft
4 g Bindobin (Johannisbrotkernmehl aus dem Reformhaus)
1 gestrichener TL Salz
etwas Pfeffer
2 Prisen Cayennepfeffer
1 Päckchen TK-Schnittlauch

Zubereitung

Alle Zutaten verrühren.

Eine Portion enthält:
260 Kilokalorien
11 g Eiweiß
4 g Fett
17 g Kohlenhydrate
<1 g Ballaststoffe

Tipp

Diese Soße passt sehr gut zu Brokkoli und Pellkartoffeln.

Kefirdressing

Zutaten für 2 Portionen
100 ml Kefir
2 EL Olivenöl
1 EL Zitronensaft
1 EL TK-8-Kräutermischung
¼ TL Salz
etwas Pfeffer

Zubereitung

Die Zutaten zu einem Dressing verschlagen.

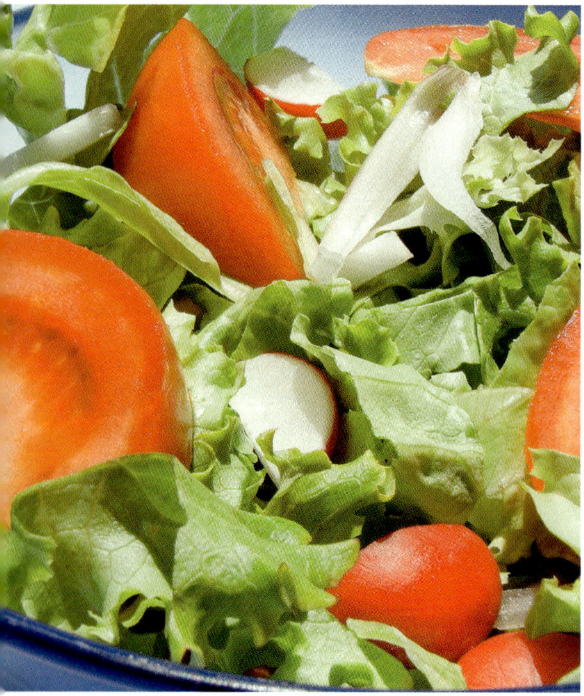

Eine Portion enthält:

118 Kilokalorien
2 g Eiweiß
11 g Fett
4 g Kohlenhydrate
<1 g Ballaststoffe

Variation

Frenchdressing

1 TL Tomatenmark, ½ TL Senf und ¼ TL Curry unterschlagen.

French Dressing passt zu Salatgurkenscheiben.

Tipp

Das Dressing reicht für 250 g Eisbergsalat.

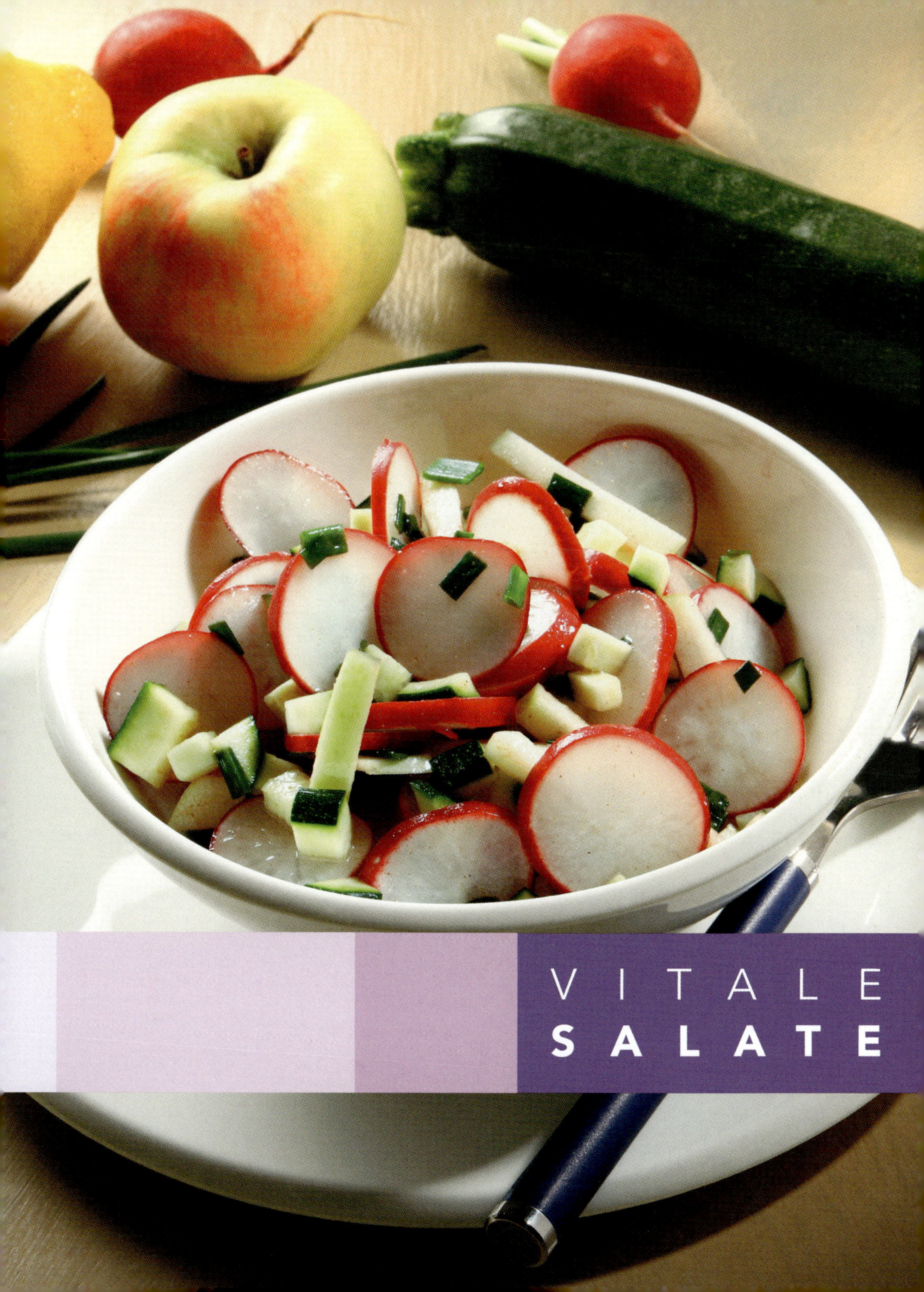

VITALE SALATE

Bobbia

(Gemüsesalat aus Syrakus)

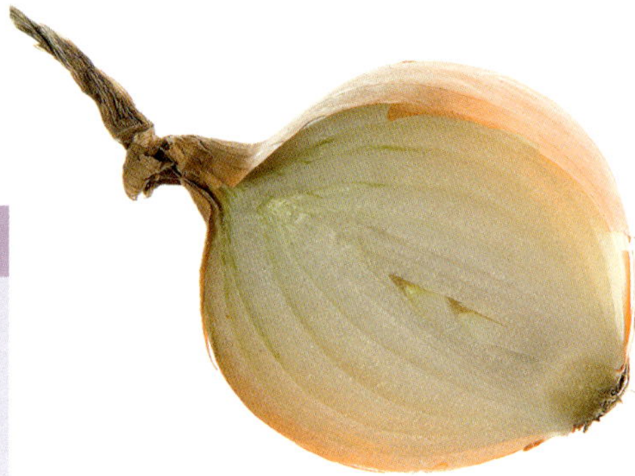

Zutaten für 3 Portionen
3 große Tomaten
1 rote Paprikaschote
1 grüne Paprikaschote
1 große Gemüsezwiebel
500 g Kartoffeln
8 EL Olivenöl
1 ½ TL Salz
etwas Pfeffer

Zubereitung

Die Tomaten kurz in kochendem Wasser überbrühen und dann pellen.

Das übrige Gemüse in gröbere Stücke schneiden.

Alle Zutaten in einen Topf geben, mischen, Deckel auflegen, kurz hoch erhitzen und dann auf kleiner Stufe zugedeckt 30 bis 45 Min. köcheln lassen.

Eine Portion enthält:
414 Kilokalorien
6 g Eiweiß
27 g Fett
33 g Kohlenhydrate
9 g Ballaststoffe

Tipp

Dieser sizilianische Salat wird kalt oder lauwarm serviert.

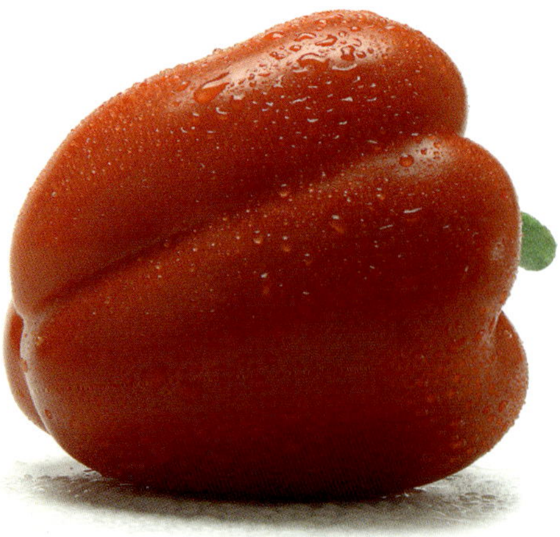

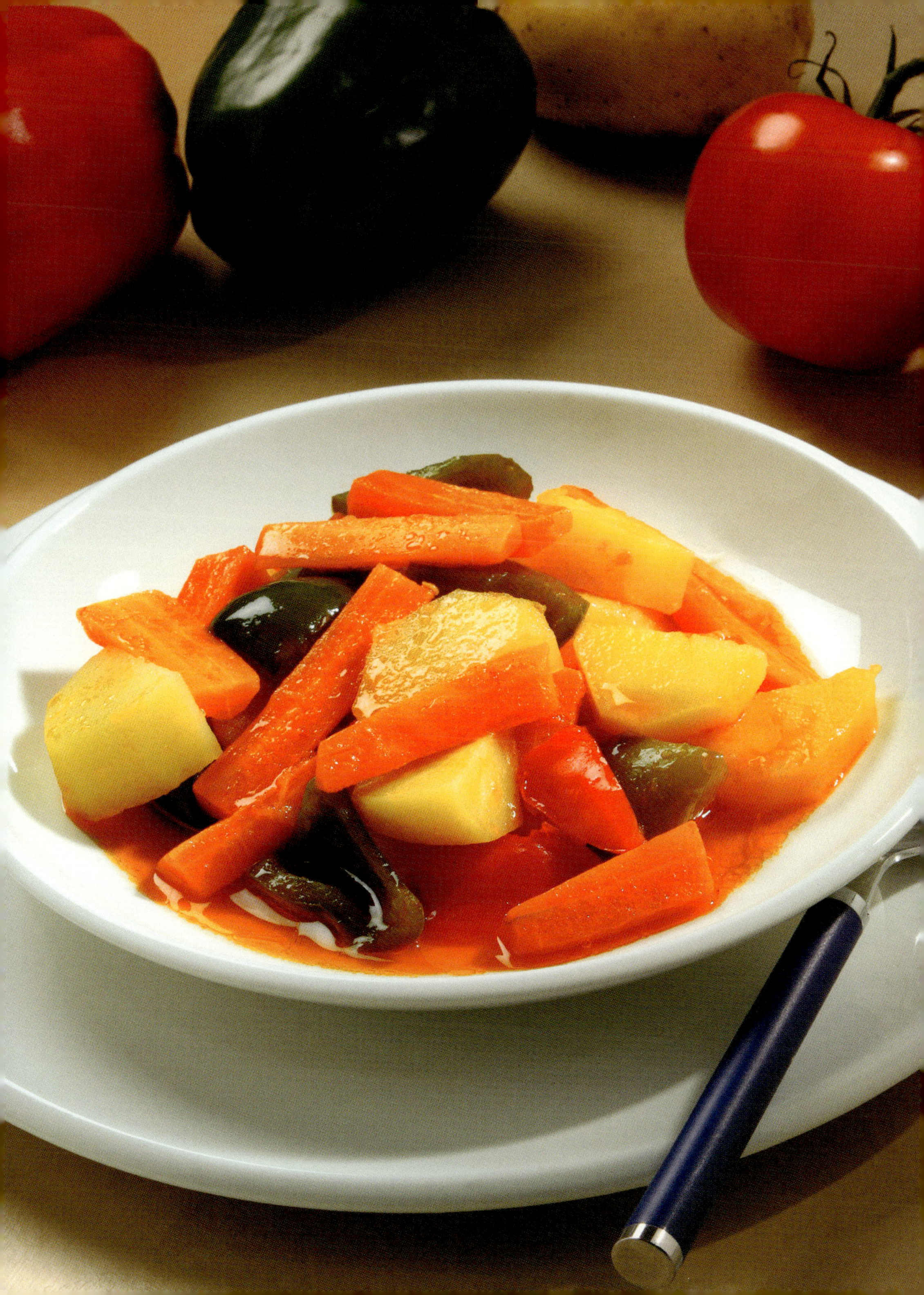

Bunter Bohnensalat

Zutaten für 2 Portionen
4 EL Rapsöl
2 EL Kräuteressig
½ TL Salz
reichlich Pfeffer
2 EL TK-Petersilie
1 Zwiebel
1 kleine Dose grüne Bohnen (abgetropft, 220 g)
1 kleine Dose Kidneybohnen (abgebraust, 250 g)

Zubereitung

Rapsöl, Kräuteressig, Salz, Pfeffer und Petersilie verschlagen.

Die Bohnen abtropfen lassen und abbrausen.

Die Zwiebel klein schneiden.

Bohnen und Zwiebelwürfel unter das Dressing heben.

Eine Portion enthält:
319 Kilokalorien
10 g Eiweiß
21 g Fett
20 g Kohlenhydrate
10 g Ballaststoffe

Variation

Grüner Bohnensalat

1 große Dose grüne Bohnen verwenden und die Kidneybohnen weglassen.

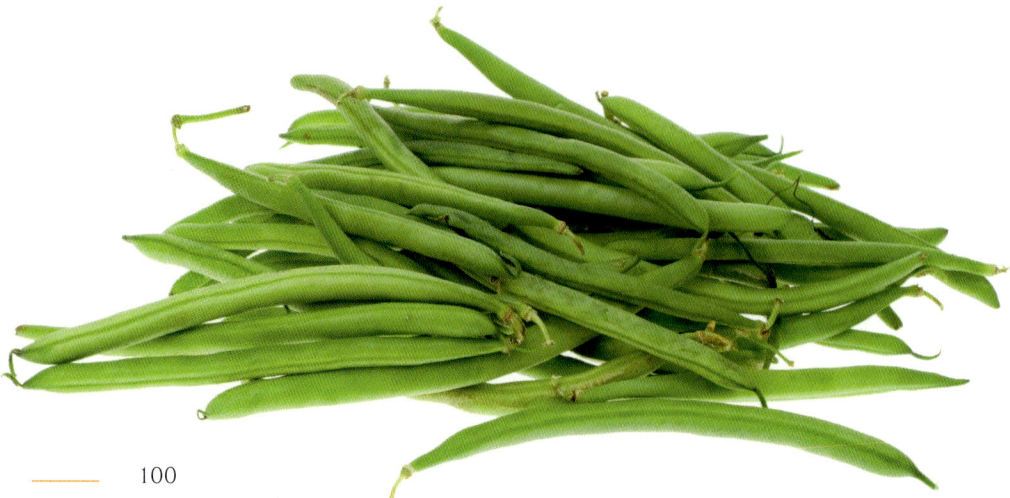

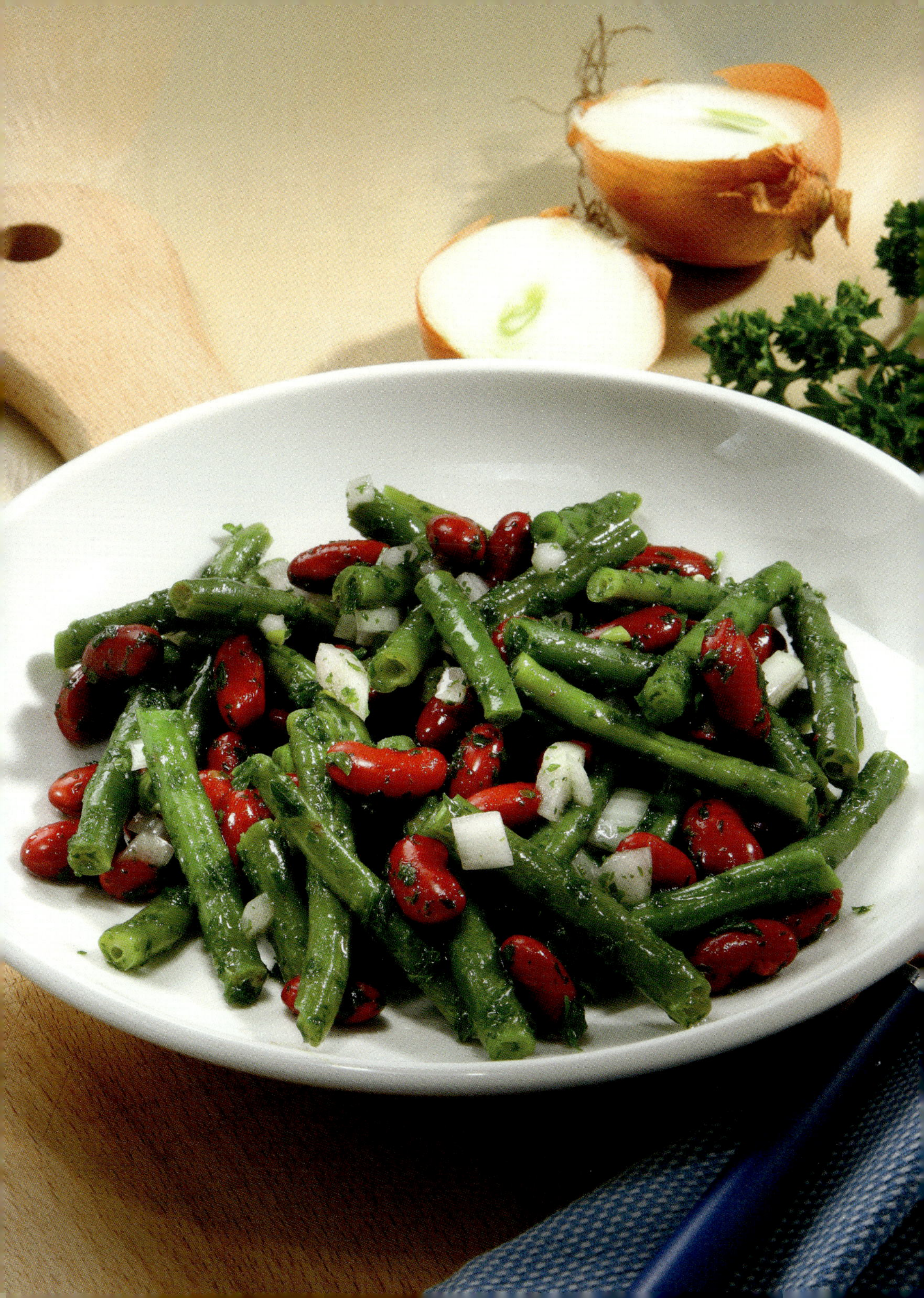

Endiviensalat

Zutaten für 2 Portionen
4 EL Rapsöl
2 EL Zitronensaft
½ TL Salz
½ Päckchen TK-8-Kräutermischung
1 kleine rote Zwiebel
300 g Endivie
100 g Radieschen

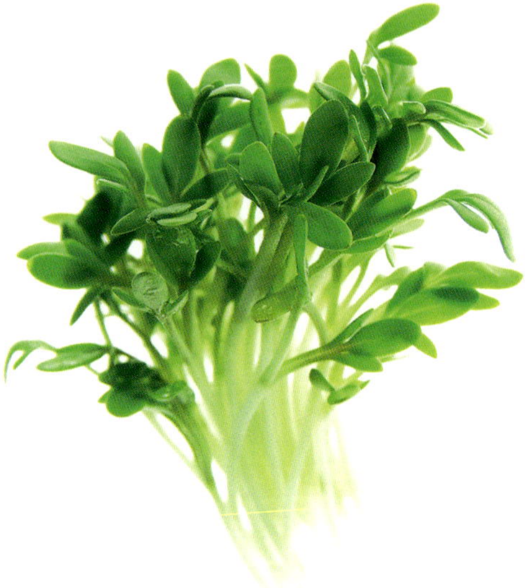

Zubereitung

Rapsöl, Zitronensaft, Salz und TK-8-Kräutermischung verschlagen.

Die Zwiebel in kleine Würfel, die Endivie in sehr feine Streifen und die Radieschen in dünne Scheiben schneiden und unter das Dressing heben.

Eine Portion enthält:
225 Kilokalorien
4 g Eiweiß
21 g Fett
6 g Kohlenhydrate
4 g Ballaststoffe

Variation

Chinakohlsalat

Endivie durch Chinakohl ersetzen.

Brokkolisalat

Zutaten für 2 Portionen
3 EL Rapsöl
2 EL Zitronensaft
1 gestrichener TL Salz
etwas Pfeffer
1 Zwiebel
2 EL Kresse
500 g TK-Brokkoli
100 g Möhren

Zubereitung

Rapsöl, Zitronensaft, Salz und etwas Pfeffer verschlagen. Die Zwiebel klein schneiden. Den aufgetauten Brokkoli etwas kleiner schneiden. Die Möhre grob raspeln.

Nun alle Zutaten mischen und den Salat gut ziehen lassen.

Eine Portion enthält:

223 Kilokalorien
9 g Eiweiß
16 g Fett
12 g Kohlenhydrate
9 g Ballaststoffe

Tipp

Den Salat einen Tag vorher zubereiten, da er länger durchgezogen am besten schmeckt.

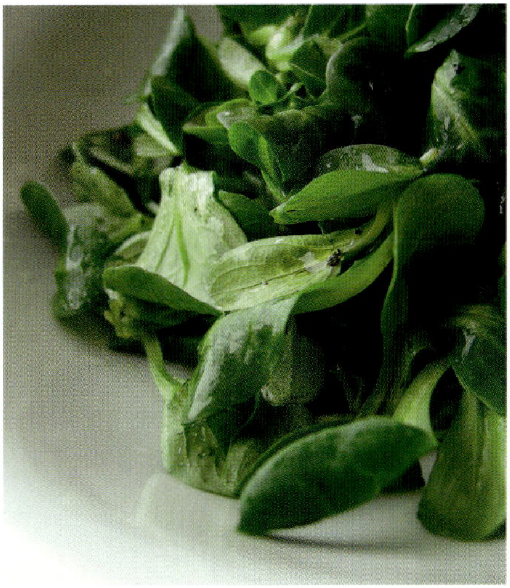

Feldsalat

Zutaten für 2 Portionen

- 2 EL Walnussöl (oder Erdnussöl)
- 1 EL Zitronensaft
- ½ TL Salz
- etwas Pfeffer
- 50 g Gemüsezwiebel
- 100 g Feldsalat

Zubereitung

Aus dem Walnussöl, Zitronensaft, Gewürzen und klein geschnittener Zwiebel eine Marinade rühren und 1 Stunde ziehen lassen. Den Feldsalat putzen, unter die Marinade heben und sofort servieren.

Eine Portion enthält:

122 Kilokalorien
2 g Eiweiß
10 g Fett
5 g Kohlenhydrate
2 g Ballaststoffe

Tipp

Außerhalb der Vitalfastenzeit 30 g Walnüsse hacken und in der Marinade mitziehen lassen.

Variation

Rucolasalat

Feldsalat durch Rucola ersetzen.

Kohlrabisalat

Zutaten für 2 Portionen
2 EL Rapsöl
2 EL Zitronensaft
½ TL Salz
etwas Pfeffer
400 g Kohlrabi
1 gehäufter EL TK-Basilikum

Zubereitung

Rapsöl, Zitronensaft, Salz und Pfeffer verschlagen.

Den Kohlrabi grob raspeln und mit dem Basilikum unter das Dressing heben, den Salat dann sofort servieren.

Eine Portion enthält:

145 Kilokalorien
5 g Eiweiß
10 g Fett
10 g Kohlenhydrate
3 g Ballaststoffe

Fenchelsalat

Zutaten für 2 Portionen
1 Fenchelknolle (etwa 200 g)
4 EL Rapsöl
1 EL Obstessig
½ TL Salz

Zubereitung

Die Fenchelknolle mit einem Allesschneider auf Stufe 1 sehr dünn schneiden. Erst direkt vor dem Servieren mit dem Rapsöl, Obstessig und Salz mischen.

Eine Portion enthält:

204 Kilokalorien
2 g Eiweiß
20 g Fett
3 g Kohlenhydrate
4 g Ballaststoffe

Tipp

Den Salat portionsweise mit Petersilienzweigen und Spalten von einem ungeschälten rotbackigen Apfel garnieren.

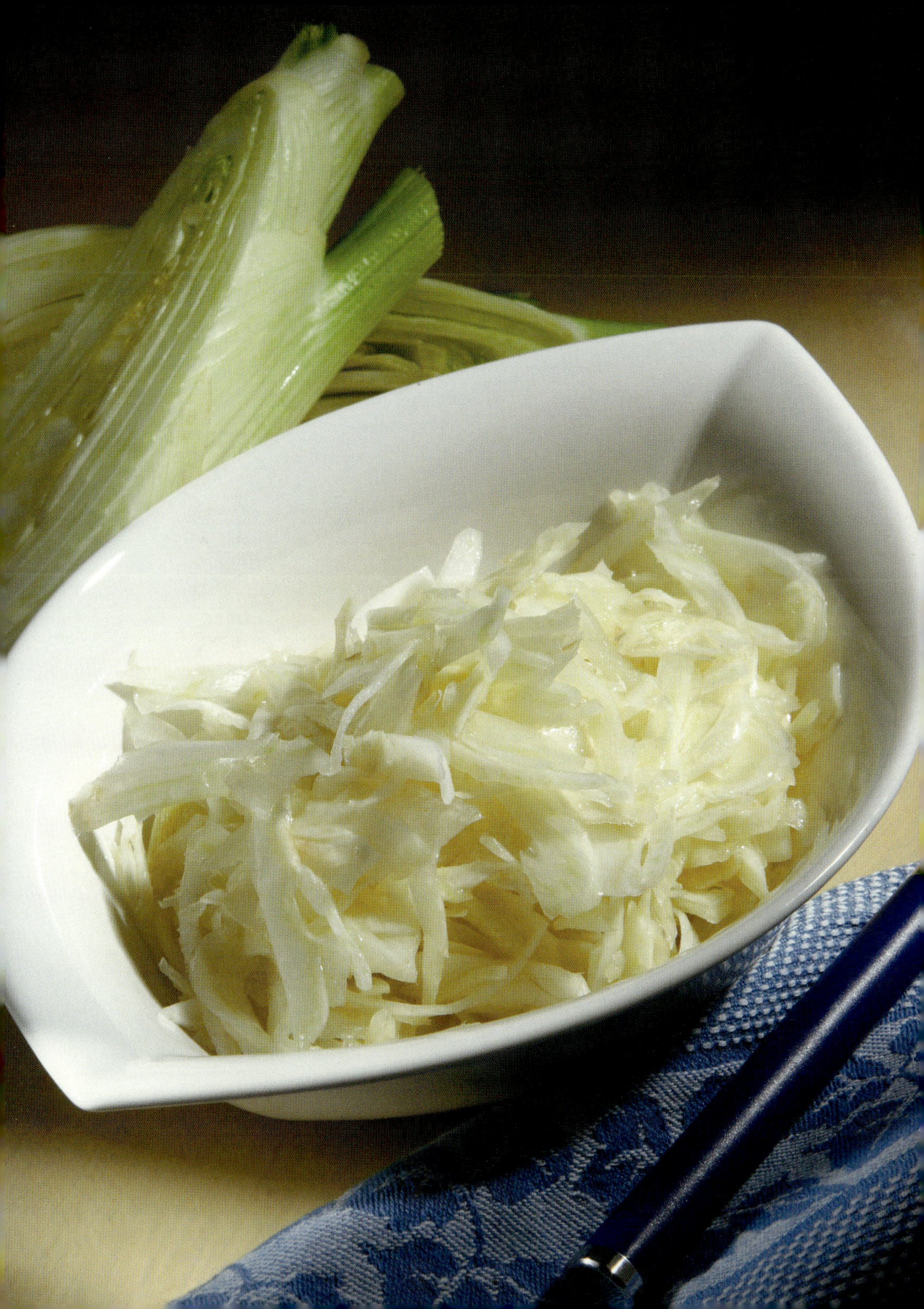

Griechischer Bauernsalat

Zutaten für 2 Portionen
4 EL Olivenöl
2 EL Zitronensaft
2 EL Einlegwasser von schwarzen Oliven
½ TL Salz
etwas Pfeffer
1 EL TK-8-Kräutermischung
½ gelbe Paprikaschote
100 g Salatgurke
100 g Egerlinge (braune Champignons)
1 rote Zwiebel
100 g Eisbergsalat
2 Tomaten
12 schwarze Oliven

Zubereitung

Olivenöl, Zitronensaft, Oliven-Einlegwasser, Salz, Pfeffer und TK-8-Kräutermischung verschlagen.

Paprika, Salatgurke und Egerlinge in Scheiben, die Zwiebel in Ringe, den Salat in Streifen und die Tomaten in Achtel schneiden.

Alle Gemüse und die Oliven mit dem Dressing mischen.

Eine Portion enthält:

286 Kilokalorien
5 g Eiweiß
25 g Fett
11 g Kohlenhydrate
5 g Ballaststoffe

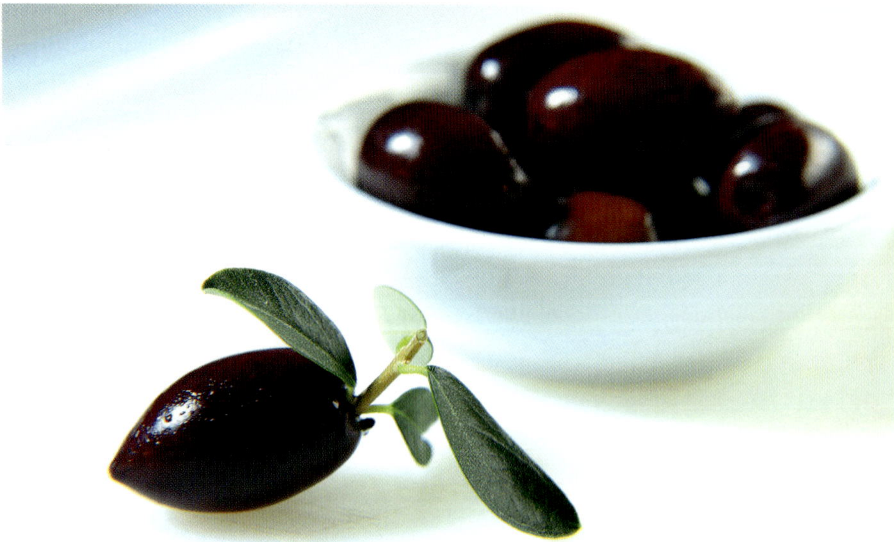

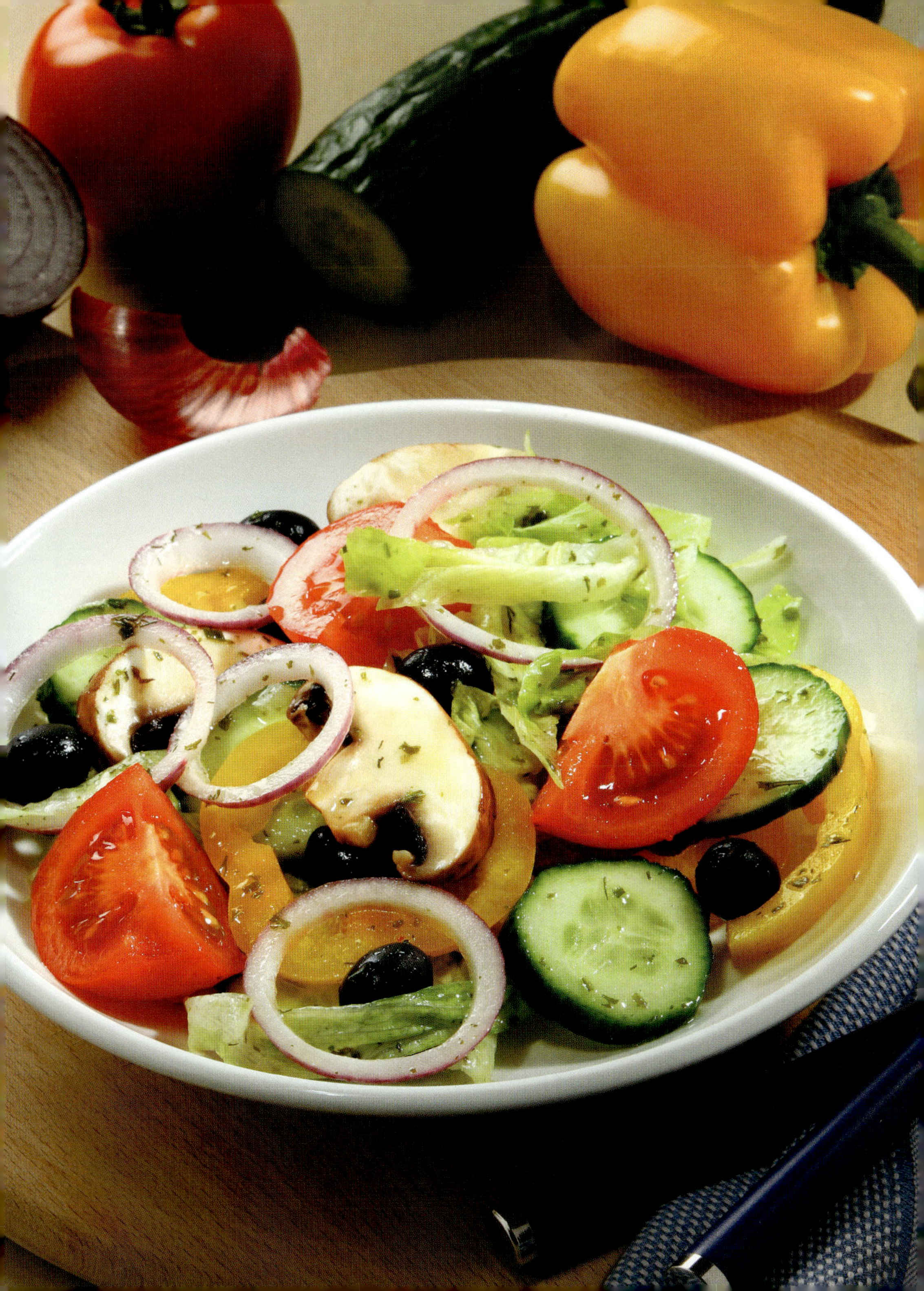

Möhrensalat

Zutaten für 2 Portionen
3 EL Rapsöl
2 EL brauner Balsamicoessig
1 EL Wasser
1 TL Kräutersalz
400 g Möhren
½ Päckchen TK-8-Kräutermischung

Zubereitung

Rapsöl, Balsamicoessig, Wasser und Kräutersalz zu einem glatten Dressing verschlagen.

Die Möhren grob raspeln und mit den Kräutern unterrühren. Den Salat 30 Min. ziehen lassen.

Eine Portion enthält:
194 Kilokalorien
3 g Eiweiß
16 g Fett
11 g Kohlenhydrate
7 g Ballaststoffe

Karibischer Fruchtsalat

Zutaten für 3 Portionen als Vorspeise
2 EL Olivenöl
1 EL brauner Balsamicoessig
¼ TL Salz
etwas Pfeffer
1 reife Mango
1 reife Avocado

Zubereitung

Zutaten von Öl bis Pfeffer zu einem Dressing verschlagen. Die Früchte schälen, das Fruchtfleisch in Würfel schneiden und mit dem Dressing mischen.

Eine Portion enthält:
209 Kilokalorien
1 g Eiweiß
15 g Fett
9 g Kohlenhydrate
3 g Ballaststoffe

Tipp

Die Früchte sind reif, wenn sie auf Daumendruck nachgeben. Den Salat portionsweise auf einem Salatblatt servieren. Mit einer zusätzlichen gewürfelten Birne im Salat reicht die Vorspeise für 4 Personen.

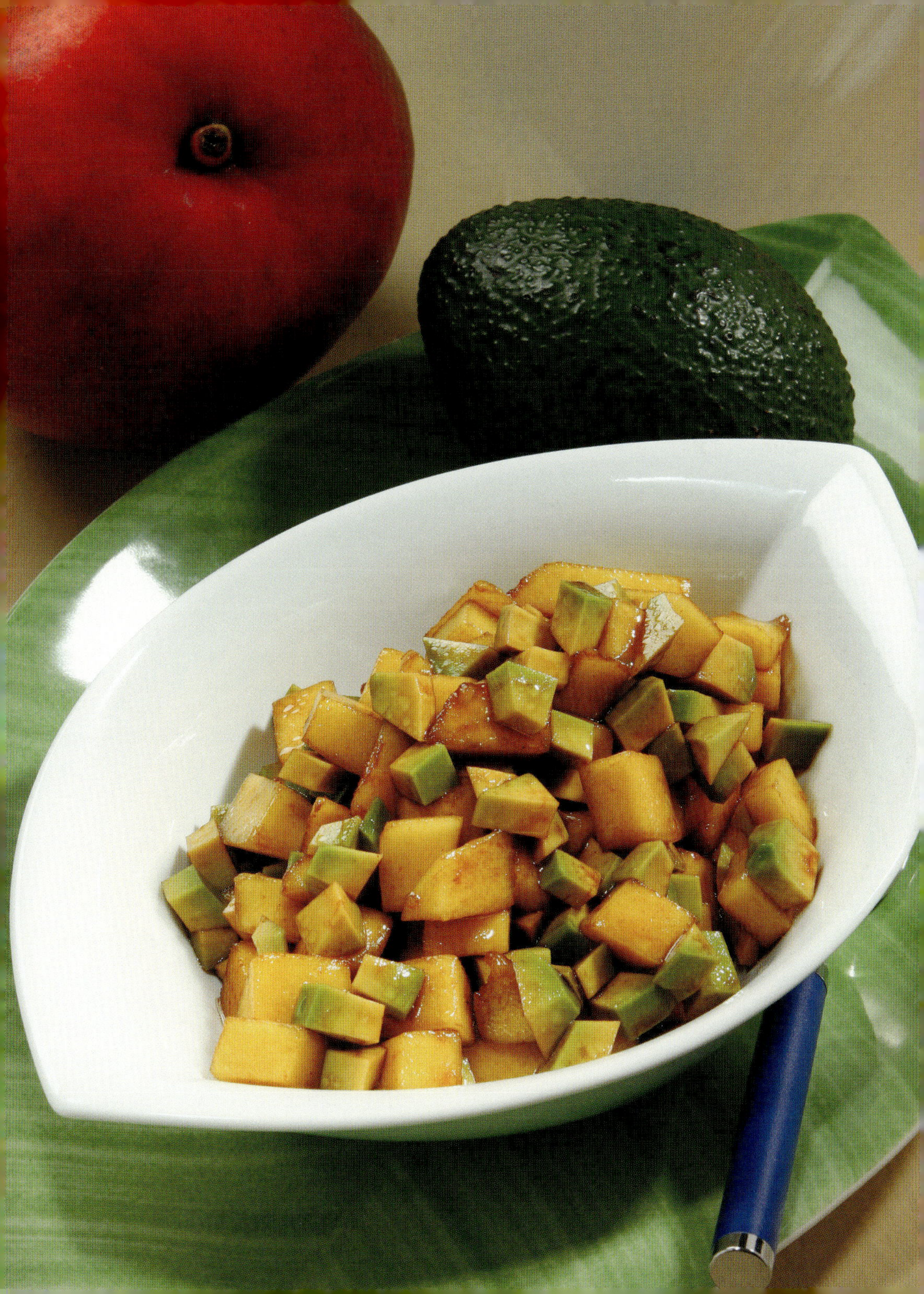

Rettichsalat

Zutaten für 2 Portionen
3 EL Rapsöl
1 EL Obstessig
½ TL Senf
½ TL Salz
etwas Pfeffer
300 g Rettich
2 EL Schnittlauchröllchen

Zubereitung

Rapsöl, Obstessig, Senf, Salz, Pfeffer und Schnittlauch verschlagen. Den Rettich grob raspeln und unter das Dressing heben. Den Salat etwa 20 Min. ziehen lassen.

Eine Portion enthält:
160 Kilokalorien
2 g Eiweiß
16 g Fett
4 g Kohlenhydrate
4 g Ballaststoffe

Paprikasalat

Zutaten für 2 Portionen
2 EL Olivenöl
1 EL Zitronensaft
½ Päckchen TK-8-Kräutermischung
¼ TL Salz
1 orange Paprikaschote
1 gelbe Paprikaschote
2 Lauchzwiebeln
1 kleine Zwiebel
10 Kirschtomaten

Zubereitung

Olivenöl, Zitronensaft, Kräuter und Salz verschlagen.

Paprika in schmale kurze Streifen schneiden. Lauchzwiebeln mit dem Grün in Ringe, die Zwiebel ebenfalls in Ringe schneiden und die Kirschtomaten halbieren. Das Gemüse dann mit dem Dressing mischen.

Eine Portion enthält:
149 Kilokalorien
4 g Eiweiß
11 g Fett
10 g Kohlenhydrate
7 g Ballaststoffe

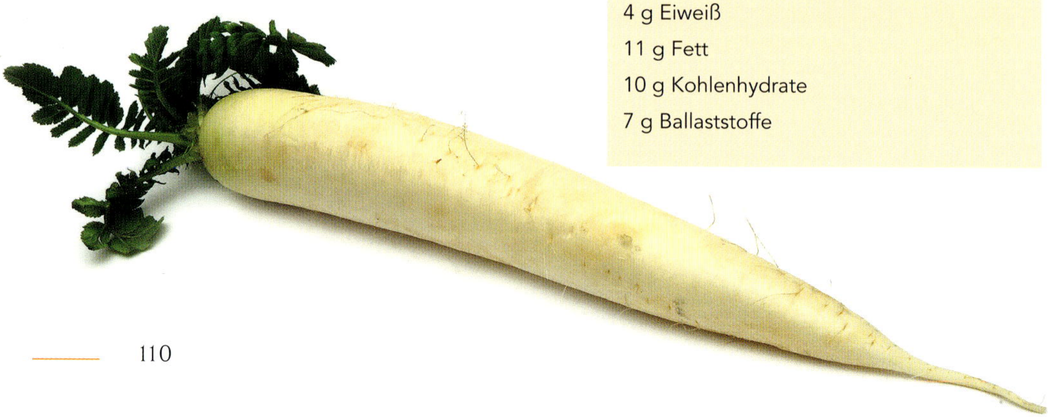

Radieschensalat

Zutaten für 3 Portionen
3 EL Rapsöl
2 EL Zitronensaft
½ TL Salz
1 gestrichener TL Korianderpulver
½ TL Ingwerpulver
reichlich Pfeffer
1 Bund Schnittlauch
500 g Radieschen
200–250 g Zucchini (oder rohe Champignons)
1 Apfel

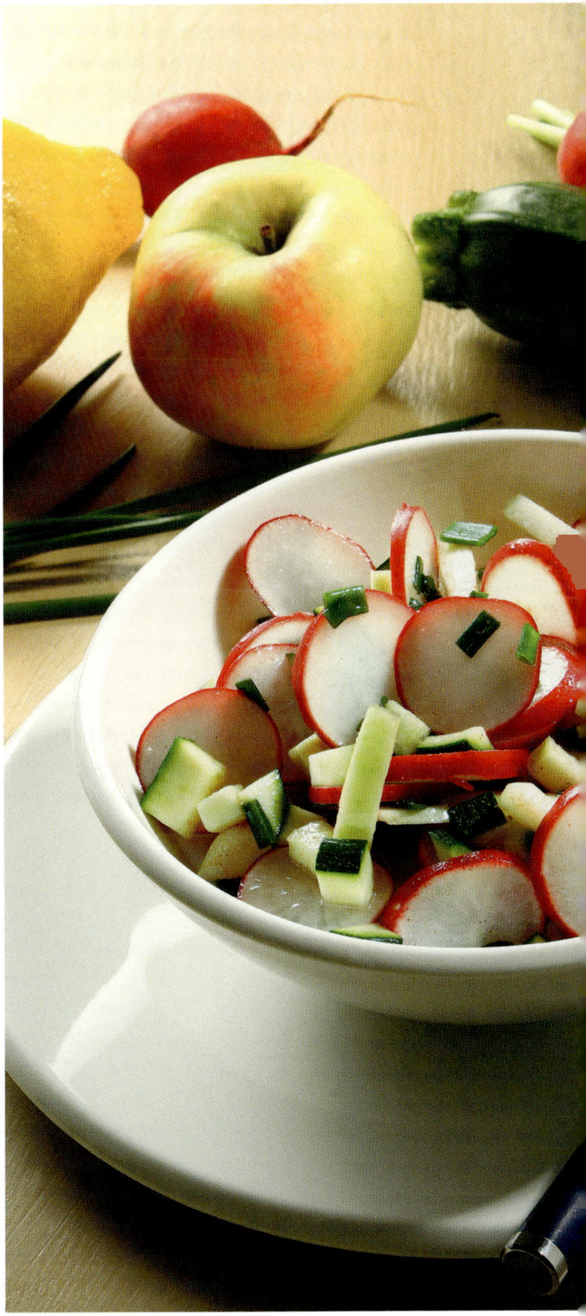

Zubereitung

Rapsöl, Zitronensaft, Salz, Koriander, Ingwer und Pfeffer verschlagen, den Schnittlauch in Röllchen schneiden und dazugeben.

Die Radieschen in Scheiben, die Zucchini in Würfel (Pilze in Scheiben) und den Apfel in kleine Stifte schneiden und unter das Dressing heben. Den Salat 15 Min. ziehen lassen.

Eine Portion enthält:

163 Kilokalorien

6 g Eiweiß

11 g Fett

13 g Kohlenhydrate

4 g Ballaststoffe

Weißkohlsalat

Zutaten für 2 Portionen
6 EL Kefir
2 EL Rapsöl
1 EL Kräuteressig
½ TL Salz
etwas Pfeffer
1 Prise Paprikapulver edelsüß
250 g Weißkohl
1 großer Apfel
30 g Haselnüsse

Zubereitung

Kefir, Rapsöl, Kräuteressig, Salz und Paprikapulver verschlagen.

Den Weißkohl und den Apfel grob raspeln und mit den klein gehackten Haselnüssen unter das Dressing heben, den Salat dann sofort servieren.

Eine Portion enthält:
269 Kilokalorien
5 g Eiweiß
20 g Fett
16 g Kohlenhydrate
7 g Ballaststoffe

Schüttelsalat

Zutaten für 3 Portionen
500 g Rotkohl (oder Weißkohl)
2 EL brauner Zucker
1 TL Salz
etwas Pfeffer
5 EL Zitronensaft
3 EL Rapsöl

Zubereitung

Den Kohl mit einem Allesschneider auf Stufe 1½ in feine lange Streifen schneiden, in eine Schüssel geben und mit dem Zucker, Salz und Pfeffer bestreuen.

Zitronensaft und Rapsöl in einem Topf erhitzen und über den Kohl gießen.

Die Schüssel mit einem Deckel verschließen und den Salat 2 bis 3 Stunden bei Raumtemperatur ziehen lassen, dabei mindestens jede Viertelstunde kräftig schütteln!

Eine Portion enthält:
167 Kilokalorien
3 g Eiweiß
11 g Fett
19 g Kohlenhydrate
4 g Ballaststoffe

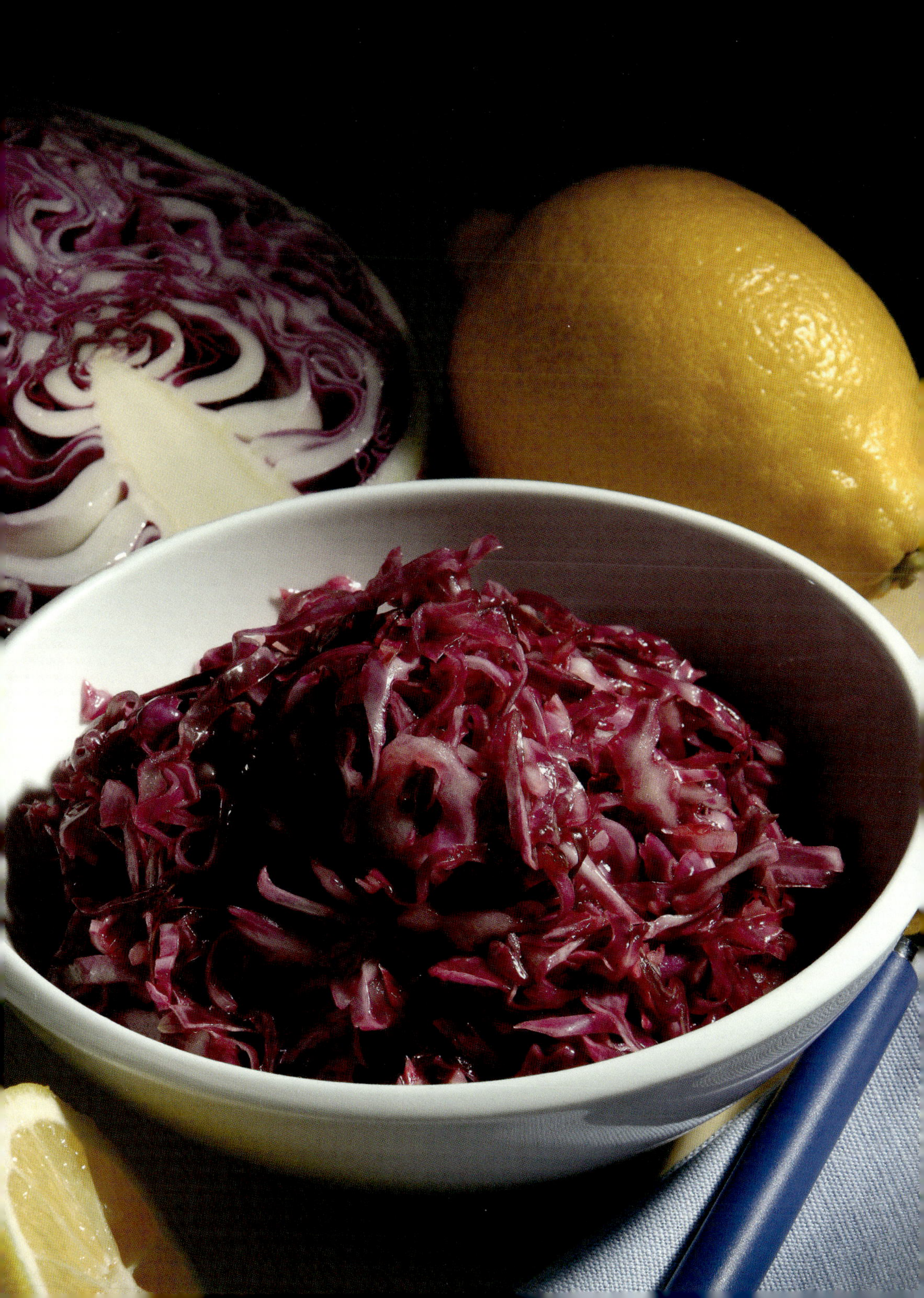

Rote-Bete-Salat

Zutaten für 2 Portionen
2 EL Rapsöl
1 EL Zitronensaft
½ TL Kräutersalz
200 g Rote Bete (eingeschweißte gedämpfte Rote Bete)
200 g Kohlrabi
2 EL Sesam

Zubereitung

Rapsöl, Zitronensaft und Kräutersalz verschlagen.

Rote Bete und Kohlrabi grob raspeln und mit dem Sesam unter das Dressing heben.

Eine Portion enthält:

197 Kilokalorien
5 g Eiweiß
15 g Fett
10 g Kohlenhydrate
5 g Ballaststoffe

Variation

Auch lecker: Kohlrabi durch 1 Birne ersetzen und zusätzlich die abgeriebene Zitronenschale einer unbehandelten Zitrone unterrühren.

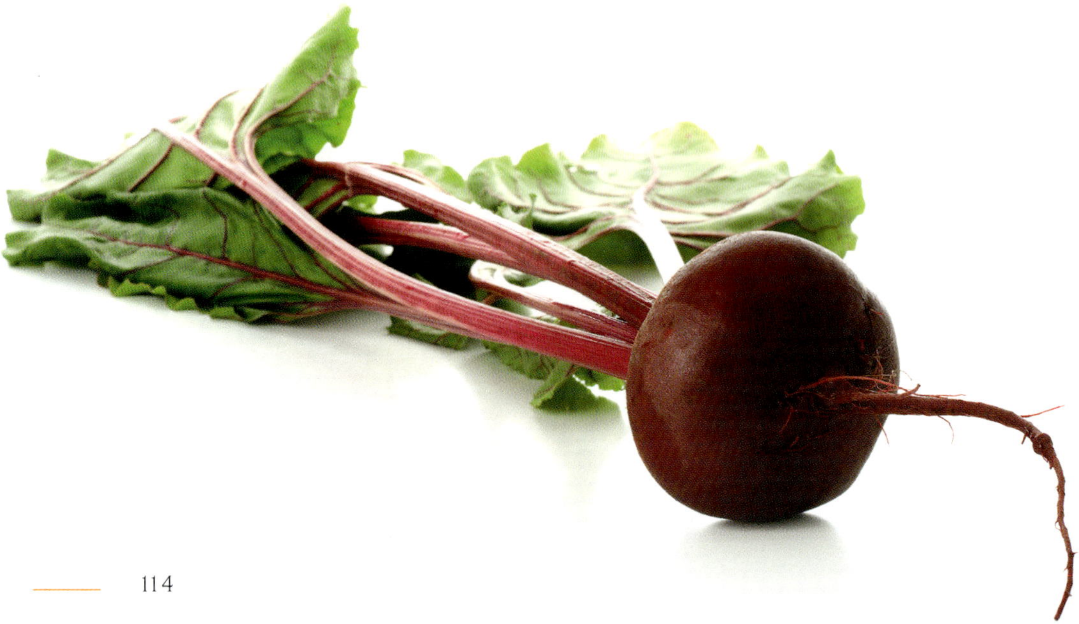

Tomatensalat

Zutaten für 2 Portionen
4 ½ EL Olivenöl
1 ½ EL Balsamicoessig
1 Knoblauchzehe
½ TL brauner Zucker
½ TL Salz
1 TL Senf
4 große Tomaten
1 Zwiebel
100 g Lauchzwiebeln

Zubereitung

Olivenöl, Balsamicoessig, zerdrückte Knoblauchzehe, braunen Zucker, Salz und Senf gut miteinander verschlagen.

Die Tomaten in Stücke, die Zwiebel in kleine Würfel und die Lauchzwiebeln in Ringe schneiden, alles unter das Dressing heben.

Eine Portion enthält:

277 Kilokalorien
3 g Eiweiß
23 g Fett
11 g Kohlenhydrate
3 g Ballaststoffe

Tipp

Wer möchte, kann noch eine Handvoll Rucola untermischen.

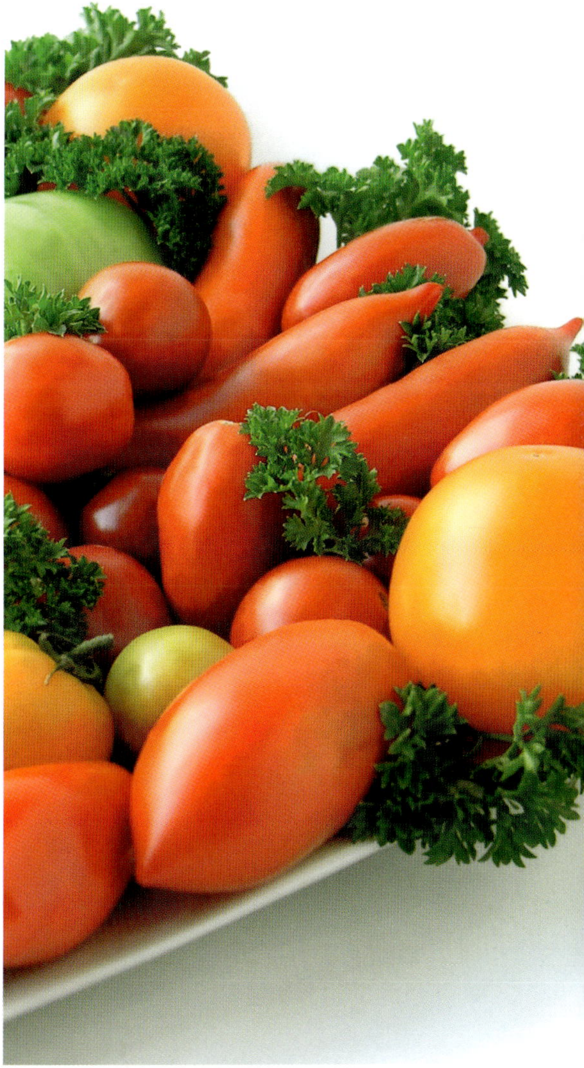

Rat und Tat

Infos im Internet

www.saeure-basen-forum.de
Aktuelle Informationen und Studien zum Thema Säure-Basen-Haushalt aus Medizin und Forschung und Diskussionsforum

www.vegeterra.de
Homepage Vegeterra – der Stiftung vegetarisch leben

www.vegetarierbund.de
Homepage des Vegatarierbundes Deutschland

www.vegetarischfit.de
Homepage der Zeitschrift Vegetarisch Fit

Buchtipps

John van Limburg Stirum
Moderne Säure-Basen-Medizin. 2008. Hippokrates Verlag

Thomas Goedecke, Jürgen Vormann
Chronisch übersäuert? Säure-Basen-Balance und Gesundheit. 2006. Fona Verlag

Sven-David Müller, Katrin Raschke
Das Kalorien-Nährwert-Lexikon. 2., überarbeitete Auflage 2004. Schlütersche Verlagsgesellschaft mbH & Co. KG

Autoreninfo

Sigrid Steeb beendete zunächst eine Ausbildung zur Medizinisch-technischen Assistentin, bevor sie 1978 ihr Medizinstudium in Gießen aufnahm. Dem erfolgreichen Studium folgten die Fachausbildungen für Laboratoriumsmedizin, für Innere Medizin und die Fortbildung zur Ärztin für Ernährungsmedizin.

Seit 2001 arbeitet die Autorin an einer Rehabilitationsklinik in Bad Oeynhausen. Sie befasst sich seit vielen Jahren mit Gesundheitsprävention, insbesondere mit Themen der Ernährung. Ihr besonderes Augenmerk liegt auf der vegetarischen Ernährungsweise.

Seit vielen Jahren gibt Sigrid Steeb ihre Erfahrungen auch als Dozentin in der Volkshochschule weiter.

Register

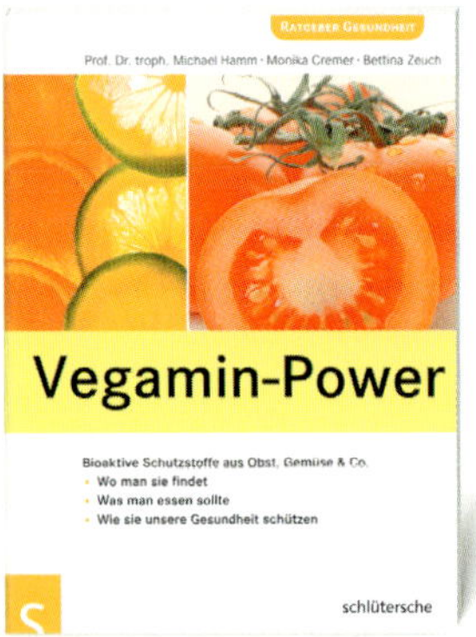

Prof. Dr. troph. Michael Hamm
Monika Cremer · Bettina Zeuch

Vegamin-Power

Bioaktive Schutzstoffe aus Obst, Gemüse & Co.

- Wo man sie findet
- Was man essen sollte
- Wie sie unsere Gesundheit schützen

192 Seiten, 156 Farbfotos, 11 Tabellen
15,5 x 21,0 cm, Klappenbroschur
ISBN 978-3-89993-535-6
€ 12,90

- Vegamine – die „Vitamine" des 3. Jahrtausends
- Medizinisch fundierter, leicht verständlicher Ratgeber für Gesundheitsbewusste
- Wichtig für ein gesundes Leben in jedem Alter

„Dieses Buch gibt einen Überblick über verschiedene Vegamine und ihre bioaktive Substanzen. Leicht verständlich informieren die Autoren über die Lebensmittel, die Wirkungsweisen der Vegamine und über neue Forschungsergebnisse."
Darmstädter Echo

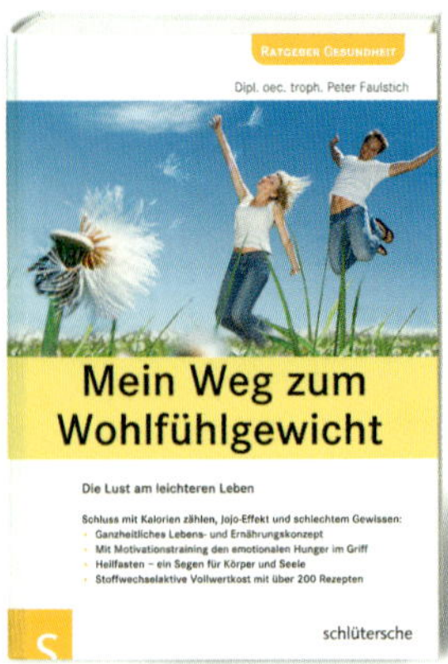

Dipl. oec. troph. Peter Faulstich

Mein Weg zum Wohlfühlgewicht

Schluss mit Kalorien zählen, Jojo-Effekt und schlechtem Gewissen:

- Ganzheitliches Lebens- und Ernährungskonzept
- Mit Motivationstraining den emotionalen Hunger im Griff
- Heilfasten – ein Segen für Körper und Seele
- Stoffwechselaktive Vollwertkost mit über 200 Rezepten

360 Seiten, 172 Farbfotos, 19 Abbildungen, 42 Tabellen
17,0 x 24,0 cm, Hardcover
ISBN 978-3-89993-534-9
€ 24,90

Peter Faulstich hilft ein neues Verständnis für den eigenen Körper zu entwickeln. Sein ganzheitliches Lebens- und Ernährungskonzept betrachtet den Menschen in seiner Einheit von Körper, Geist und Seele.

„Menschen, die bereit sind, sich mit ihrem Essverhalten auseinanderzusetzen, erhalten mit dem ganzheitlichen Ratgeber umfangreiche Hintergrundinformationen zu Ernährung und Gesundheit sowie praktische Anregungen zum Abnehmen."
UGB-Forum (Verein für Unabhängige Gesundheitsberatung Europa)

Stand Januar 2009. Änderungen vorbehalten.

schlütersche